色盲检查图

第 6 版

俞自萍　曹　愈　曹　凯　绘著

人民卫生出版社

图书在版编目（CIP）数据

色盲检查图 / 俞自萍，曹愈，曹凯绘著 .—6 版 .—北京：人民卫生出版社，2017
ISBN 978-7-117-23231-9

Ⅰ. ①色…　Ⅱ. ①俞…②曹…③曹…　Ⅲ. ①色盲 – 眼科检查 – 图集　Ⅳ. ①R774.1–64

中国版本图书馆 CIP 数据核字（2017）第 071433 号

色 盲 检 查 图

（第 6 版）

绘　　著：俞自萍　曹　愈　曹　凯
出版发行：人民卫生出版社（中继线 010-59780011）
地　　址：北京市朝阳区潘家园南里 19 号
邮　　编：100021
E - mail：pmph @ pmph.com
购书热线：010-59787592　010-59787584　010-65264830
印　　刷：人卫印务（北京）有限公司
经　　销：新华书店
开　　本：889 × 1194　1/32　　印张：3
字　　数：67 千字
版　　次：1958 年 5 月第 1 版　2017 年 7 月第 6 版
　　　　　2025 年 4 月第 6 版第 25 次印刷（总第 81 次印刷）
标准书号：ISBN 978-7-117-23231-9/R・23232
定　　价：38.00 元

打击盗版举报电话：010-59787491　E-mail：WQ @ pmph.com
（凡属印装质量问题请与本社市场营销中心联系退换）

作者简介

俞自萍，南京医科大学眼科终身教授，1920 年出生于浙江省嵊州市，1941 年毕业于杭州高级中学，1948 年毕业于国立英士大学（现浙江大学）医学院，1949 年起供职于江苏医学院（镇江），后随校迁至南京更名南京医学院和南京医科大学。一生兢兢业业从事眼科临床和教学工作，专长色觉研究和应用，在职期间荣立部队三等功、南京市“三八红旗手”、江苏省先进工作者和江苏省劳动模范。发表论文多篇并获省级科技奖，1986 年退休后仍担任过江苏省防盲指导组顾问和中国颜色和照明委员会委员，2002 年获中华医学会“中华医学科技奖”二等奖，2011 年荣获首届江苏省医师终身荣誉奖。

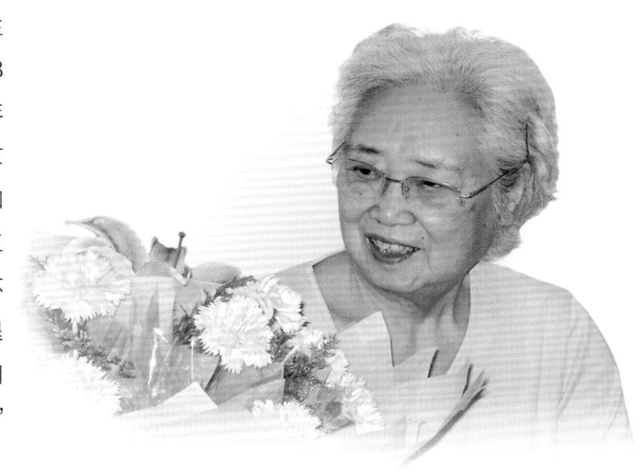

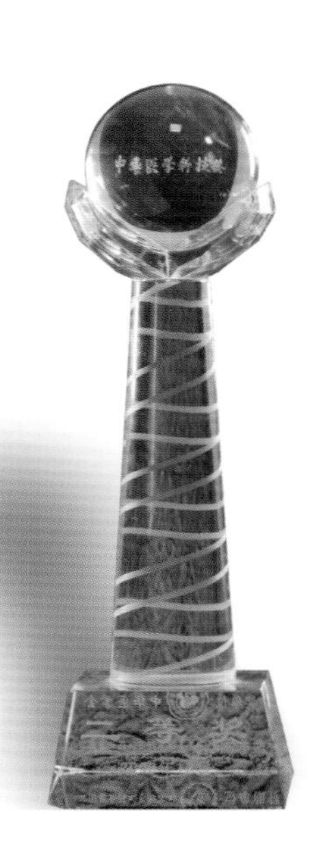

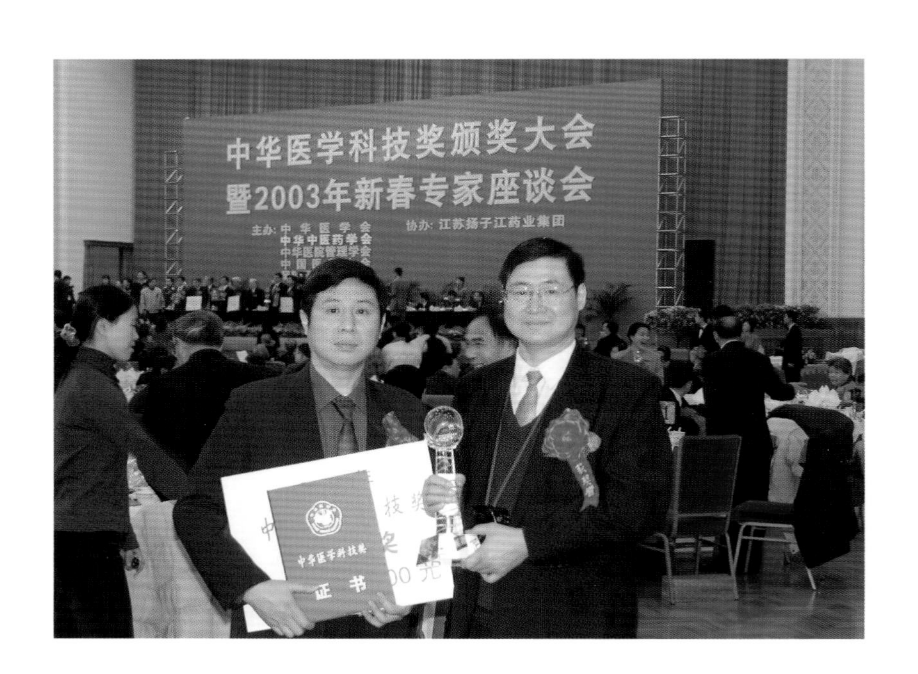

中华医学科技奖颁奖大会
暨2003年新春专家座谈会
主办: 中华医学会
中华中医药学会
中华医院管理学会
协办: 江苏扬子江药业集团
中华医学科技奖
证书

第 6 版 前 言

1958 年 5 月俞自萍教授编绘了我国第一部色觉检查工具《色盲检查图》，改变了我国长期使用外国色觉检查图的历史。在人民卫生出版社出版后，广泛使用于征兵、入学和招工等体格检查和临床医学领域，深受广大医务工作者欢迎。经 40 余年来不断研究与改进，至 1996 年已出了 5 版。2002 年，经中华医学会评审，以《色盲检查图》为核心的"俞自萍色觉研究和应用"荣获"中华医学科技奖"二等奖。

《色盲检查图》自 1996 年第 5 版发行以来，已有 20 年之久，期间著者一直在为新版的修订做着积累、探索和准备。

第 6 版的修订，是在大量临床和各种规模性体检的实践和验证基础上，广泛征询色觉专家、临床医生和体检工作者意见，并根据近年来国家征兵、招生和招工体检新标准，以及近年来体检工作中的具体需求，历经二十年潜心研究和艰辛努力完成的，希望第 6 版能在传承第 5 版成绩与精华的基础上，在新的时代能更好地满足国家征兵、招生和招工等体检需要。

本版修订的特点如下：

1. 检查图底纹设计上保留了原版中华民族传统工艺特点的螺甸细工的风格，具有鲜明的中国特色。

2. 保留原版可倒读的数字、几何图形、简单图画等多种方法组图，具有普适性，扩展了适应人群范围。

3. 严格按 CIE（国际照明委员会）标准色度系统，用计算机软件重新绘制了红、黄、绿、蓝、紫五种标准单色图，更新了全部检查图幅，色调更加精准。

4. 在保留 5 版图谱全部功能基础上，重新综合编排成通用组、功能组、单色组和后天性色觉异常组等 4 个组，更适合规模体检和临床应用。

5. 结合我国各类职业（辨色力）的体检标准和临床研究的实践，本版采用广义色觉异常的分类分级法：即色觉异常分为先天遗传性色觉异常和后天疾病性色觉异常两大类，并按类型和程度划分为Ⅰ-Ⅳ级，更加科学、严谨。

6. 重新完善和兼容了色觉检查的定性标准及操作方法，以满足和适应大规模体检的准确、快速和标准化的要求。

7. 装帧采用活页版、精装版两种形式，以满足体检机构和大众的多样需求。

限于著者的水平仍难免有不妥之处，希望同道指正。

俞自萍　曹愈　曹凯

2017 年 5 月

第 5 版 序

《色盲检查图》自 1958 年初版问世以来，已修订出了四版。经广大医务工作者在全国范围内用于征兵、招工和招生体检，获得好评，从而证明了它的实用性与有效性。著者深感荣幸，并在此向大家表示感谢。

第 4 版出版已经十多年了，它主要应用于先天性色盲的检查，即用于征兵、招工和招生体检工作（过去所有的色盲检查图主要都是作先天性色盲体格检查之用），第 4 版图虽有些图如图 10、图 20、图 40 与图 43 可供后天性色盲检查之用，但因图数少，又不集中，故不敷应用。所以，本版图增设第五组图专供后天性色盲检查之用。

后天性色盲检查是医疗上不可缺少的，是临床眼科医生、神经内科、神经外科医生所必需的。因通过后天性色盲的检查，可作为对眼底疾病，如视网膜脉络膜炎、黄斑病变、急慢性视神经炎、视神经萎缩、视乳头水肿、青光眼及神经科的颅脑疾患中侵犯视路及视中枢疾病的诊断、鉴别诊断、预后判断和疗效的验证手段之一。所以对后天性色觉障碍的检查也是十分必要的。因此本版图的改进即：

1. 增加第五组后天性色觉检查图 7 幅　有数字与图形，供不同文化程度对象和儿童使用。

2. 单色辨别图的设制　根据国防部的规定（参考单行本），特设计了一红、绿、黄、蓝、紫五种单色的辨识图，以供征兵体检时色觉检查之用。

3. 本版图装订的改进　改过去折叠式装订为普通书本式装订，即将检查图左侧固定。根据各方使用者的意见：折叠式书页用时易散开、撕裂，以致图片的失落等等不便，有碍于检查的速度，而且容易损坏，不能耐久应用，因之改为书本式装订。

4. 本图更名问题　本图谱原来沿用的《色盲检查图》，今欲改名为《色觉检查图》，因《色盲检查图》顾名思义是检出色盲者，而实际上本图谱检查的目的是测定被检者之色觉是否正常，如不正常则为色觉异常（色觉障碍）。色觉异常者中又有程度轻重之分，概名为“色盲”实在不太妥当。因之自本版图起想更名为《色觉检查图》比较妥切。但又考虑本图谱之名沿用已久，众所周知，况国际上也通用此名（色盲检查图），而且本图谱是卫生部规定为色觉检查之标准本，不便更名，故仍采用《色盲检查图》之旧名。

5. 本版图的修订先天性色盲检查部分（体检用）基本保持四版图的本色，而增设的后天性色盲检查图是本人与曹愈（南京玄武医院眼科医师）、曹凯（南京医科大学第一临床医学院眼科医师）共同绘著的，因此增添两位著作者。

本版图的修订，限于著者的水平，仍难免有不妥之处，祈同道指正。

南京医科大学第一附属医院
江苏省人民医院
眼科　俞自萍

1996年

第 4 版 序

本图自第 1 版（1958）问世以来，已有 20 多年，经过第 2 版（1963）、第 3 版（1971），现在是第 4 版了。在内容方面，虽然每都有或多或少的改进，但以本版的更动为最多。随着祖国社会主义建设事业的迅猛发展，不但在交通运输方面，而且在工农业生产、科学技术、文化教育、医药卫生事业等各个方面，将愈来愈广泛应用颜色科学，也即对颜色视觉的要求愈来愈高。为了适应这方面的需要，本版作了下列一些更动，说明如下：

1. 图数增多　本版图由过去的 27 幅增至 50 幅，由过去的两组（数字组与图形组）增为四组，即第一组简单数字组（或称甲数字组），第二组几何图形组，第三组图画组与第四组多位数字组（乙数字组）。第一组供大规模体检快速检查之用。第二组供成人文盲体检用，因成人文盲识图能力差，对较复杂的动物图形，其识图的速度不若儿童灵敏，故特增设简单的几何图形组供他们应用。第三组动物图形组供儿童体检之用。第四组多位数字组是供对色觉有较高要求的体检色觉检查如特种兵（海、空军）等体检之用。当然在必要时也可四组通用。

2. 后天性色觉异常（后天性色盲）的检查　众所周知，色觉异常可分为先天性与后天性（疾病性），一般色觉检查以先天性色觉异常为主，而本版图特指出并增设检查后天性色觉异常的图。后天性色觉异常如视神经炎、球后视神经炎、视神经萎缩和中心性视网膜脉络膜炎患者，除示教图外不能读其它的图，而对异读的图如图 2，正常人读 291，先天性色觉异常者读 9，后天性者则不能读出图中之数字，即他们既不能读出 291，也不能读 9。又如图 33，正常人读牛，先天性者读鸡，后天性者则既不能读牛也不能读鸡，借这些图可用来区分先天性与后天性色觉异常者。后天性色觉异常者除有色觉障碍外，尚伴有或多或少的视力障碍与有中心暗点。所以如遇到这种情况，本图尚可以帮助发现疾病，以便及时作更进一步检查，以达到早期诊断与及时治疗，使患者早日恢复健康。

3. 色觉异常的分类与程度的划分　本版图对色觉异常的分类，采用一色视（全色盲）与二色视（部分色盲）及三色视（色弱）的分类法。

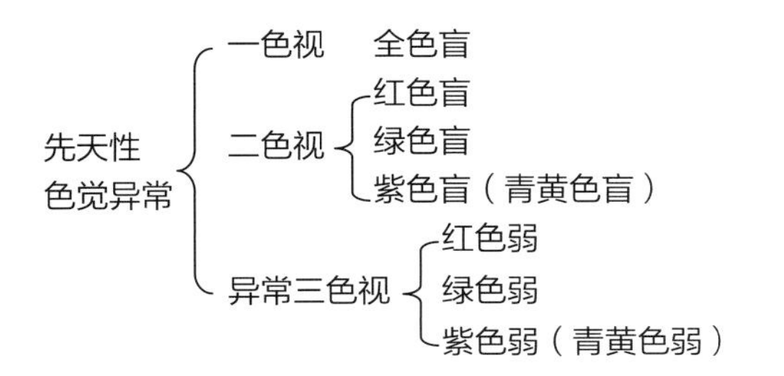

对色觉异常程度轻重方面试作一些改进，即将色盲分为重级（Ⅰ级）与次重级（Ⅱ级）两级，将色弱也分为两级即轻级（Ⅲ级）与极轻级（Ⅳ级），即将色觉异常由过去的分为两级（色盲与色弱）而分为四级（详见说明书第三节）。实际上在这四级中，其间尚有中间过渡型，但因颜色本身极为复杂，色盲又有类型的不同，各个类型要分别一一作精细的划分，实属困难，作者现在的划分也不过是一种粗略的划分，不知是否妥当，请大家批评指正。总之，作者才疏学浅，水平有限，对本版图虽作了一些改进，其间缺点甚至错误仍属不少，希先辈与同道不吝赐教，一一批评指正为恳。

俞自萍

1980 年于南京医学院

第6版说明书

随社会生产力发展和科学技术的进步，专业技术分工日益精细，其中部分专业对颜色辨别能力的要求也随之提高。为了适应社会的需要，因此对中、高等教育前和特定专业及职业技术培训（学习）前人员进行色觉检查是必要的，而色盲（觉）检查图是全世界使用最普遍的色觉检查工具。

人类的颜色辨别能力是具复杂与多样性的，由于色盲（觉）检查图的设计原理（假同色原理）和多种条件限制，虽然无法达到精密光电仪器的等同或接近色光混合（码齐Color matching）的精细颜色辨别能力和标准。但色盲（觉）检查图具有方便、快速与相对准确的功能，故在临床、体检中得到广泛使用。

为了让广大医务工作者更科学和更方便地使用色觉检查图进行色觉检查，在第6版《色盲检查图》中，总结数十年的颜色视觉研究和规模体检及临床经验，对色觉检查的方法与诊断作出相应的调整，使之更好地服务于社会。

一、颜色的概念与色觉异常

太阳光线是由不同波长的电磁波所组成，通常人眼能感知其中波长为 750~380nm 的连续电磁波，用三棱镜可以把这段太阳光基本分成由红、橙、黄、绿、蓝、靛、紫七种颜色组成的光谱，波长最长的是红光，最短的是紫光，人眼所感知的这段光谱称为可见光谱。

这七种色光的对应波长是：

	波长（nm）
红色光	750~630
橙色光	630~600
黄色光	600~570
绿色光	570~490
青色光	490~460
蓝色光	460~430
紫色光	430~380

人类不能感知比红色光波更长和比紫色光波更短的光线，人们把它们分别称作为红外线和紫外线。在可

见光谱中，尚可见到各种中间色光，有些可以用文字表示，如橙红、橘红、粉红，蓝也可分为天蓝色、海蓝色等;有些色光虽然能分得出，但很难用文字表示。人的视觉在辨识颜色的能力既随波长不同而不同，也因光的强弱不同而不同。人类这种感知颜色的能力称为颜色视觉（色觉）。

色光和物体的颜色是两个不同的概念，物体的颜色是由物体反射光或透过光线的波长而决定。例如当太阳光（白光）照到物体上，物体表面就反射一部分光线而吸收其他部分，如果反射出来的是红色光线，而吸收了黄、橙、青等光线，人们感知这个物体是红色的。又如反射出来的绿色光线，也就感知那是物体是绿色的。实际上，物体反射出的光线常常不是单一波长的光线，所以物体的颜色是各种各样的。

透明物体受白光照射时，反射比较少，主要为吸收和透过光线的波长来决定，红玻璃主要透过红色光。如果某一种物体既透过红色光线又反射黄色光线，人们看起来，这个物体就呈金黄色了。

严格地说，白色和黑色都不是颜色。在太阳光下的白色物体，它们是等比例地、几乎全部地反射太阳光线，所以呈白色;如果物体全部吸收太阳光线，那么该物体就呈黑色。实际上，完全反射或完全吸收太阳光线的物体是没有的，因此自然界没有“纯白”或“纯黑”的物体，介于黑白两者之间的就是我们称之为的灰色。

正常人通常可感知180多种的颜色（色调），再加上亮度和色饱和度的变化，人类实际辨认的颜色种类超过1万种。正常人能辨别太阳光谱中的红、橙、黄、绿、青、蓝、紫多种色调以至宇宙间万紫千红绚丽的色彩。

由于遗传或后天眼病造成的对色觉感知功能低下，称为色觉异常，通常又称为“色盲”。最早对色觉异常进行描述的是Huddart（1777），中国在《列子》与《左仓子》中也有视颜色困难的记载，最精细地记述是Dolton（1798），他本人就是红色盲，他发觉他看光谱的颜色和常人不同并加以描述，所以色盲的曾用名为Dolton病（doltonism）。

二、色觉异常的分类和分型

色觉异常又可分为先天性和后天性两种。先天性色觉异常是一种遗传性眼病，即在人出生时就具有这种辨色功能低下的眼病。而后天性色觉异常原本是具有正常辨色力的人，因为后来患有某些眼底疾病如急、慢性视神经炎，视神经萎缩或黄斑病变、青光眼等眼病才引起的色觉障碍，患者除了有色觉障碍外，还伴有视力障碍及有中心视野暗点。后天性色觉障碍往往是一时性，在疾病过程中呈现的暂时性色盲，随疾病痊愈，视力恢复，中心暗点消失，则色觉障碍也随之消失，除非病变区留有器质性损害导致永久性色觉异常。

色觉异常的分类法如下：

<table>
<tr><td rowspan="7">先天性
色觉异常</td><td rowspan="5">遗传病性</td><td rowspan="4">X 性连锁隐性遗传</td><td rowspan="2">色盲
（二色性色觉）</td><td>红色盲</td></tr>
<tr><td>绿色盲</td></tr>
<tr><td rowspan="2">色弱
（异常三色性色觉）</td><td>红色弱</td></tr>
<tr><td>绿色弱</td></tr>
<tr><td>常染色体显性遗传
（罕见）</td><td>紫色盲</td><td>即青黄色盲</td></tr>
<tr><td colspan="2" rowspan="2">视网膜发育异常</td><td rowspan="2">全色盲
（一色性色觉）</td><td rowspan="2">合并低视力、畏光和眼球震颤等</td></tr>
<tr></tr>
<tr><td rowspan="4">后天性
色觉异常</td><td rowspan="4">疾病性
因眼底、视路或视中枢疾病而受损害</td><td>全色盲</td><td colspan="2">一色性色觉</td></tr>
<tr><td rowspan="3">部分色觉异常</td><td colspan="2">红、绿色盲</td></tr>
<tr><td rowspan="2">蓝色盲（紫色盲）</td><td>蓝色盲</td></tr>
<tr><td>黄色盲</td></tr>
</table>

要指出的是先天性全色盲极为罕见，由于胎儿期视网膜发育不全并伴有其他先天性眼疾表现，如低视力、眼球震颤等，通常临床和习惯上往往把它归于后天性疾病性色觉异常类;而将先天性遗传病性色觉异常通指为先天性色觉异常。

本检查图将先天性遗传性色觉异常分成 4 类，辨色能力分成Ⅰ-Ⅳ级，符合我国现有的各种体检标准。

说明:临床检查中，发现部分色盲者同时具红色盲和绿色盲的特质，且二者程度接近，系色盲程度严重（辨色能力程度低下）者，为了区别出此类患者，故予单列为红绿色盲，程度评定为Ⅰ级。相对色弱者也有此类情况，列为红绿色弱，Ⅲ级。

	分类	分型	分级
先天性遗传性色觉异常	色盲	红绿色盲	Ⅰ
		红色盲	Ⅱ
		绿色盲	Ⅱ
	色弱	红绿色弱	Ⅲ
		红色弱	Ⅳ
		绿色弱	Ⅳ
	单色正常	能全部正确辨别红黄绿蓝紫等 5 种单色中任何一种	
	单色异常	不能全部辨别红黄绿蓝紫 5 种单色（最重色盲）	

红色盲，又称第一色盲或甲型色盲。患者不能见光谱中的红色光线，在他们的眼中红色光谱中缺失了一段或缩短了一段，他们只能见由黄色至蓝色段，而且光谱的亮度也和正常人所见不同，正常人所见最亮的是在黄色部分（波长约 589nm），红色盲所见光谱中最亮的部分是在黄绿部分，又在光谱中见有一个非彩色的部位，称为中性点，位置约在波长 490nm 处。

红色盲者看颜色的主要错误是对淡红色与深绿色诸色，青蓝色与绛色（紫红色，此色是光谱上所没有的）、紫色不能分辨，而最容易混淆的是淡红与深绿、蓝与紫。

绿色盲，又称第二色盲或乙型色盲。患者看光谱并不像红色盲者缩短了一段，但光谱中最亮部位在橙色部分，中性点约在波长 500nm，全部光谱呈淡黄色、灰色和蓝色。绿色盲者不能分辨淡绿与深红，紫与青。绛色与青色虽不混淆，但对绛色与灰色则造成混乱。

定义上色盲和色弱同属色觉异常范畴，但色盲是二色觉，色弱是异常三色觉。现实上轻微的色弱和正常者没有明显的界限，各型色盲、色弱间存在着中间型和它们在视敏度曲线、色调识别阈曲线也基本相同及还存在着个体差异（包含年龄、文化程度和识图能力等），二者差别在于色盲者的光谱中存在着一段没有色彩的白光（中性点），而色弱者看的光谱中没有中性点（见光谱图），故准确区分二者是精细和复杂的问题。公认仅用现有的色觉检查图检查相对粗糙，是难以明确区分的。用 Rayleigh 均等法和色觉异常检查镜Ⅱ型法较为准确，标准方法是使用红、绿色光去混合（码齐 Color matching）标准黄色光，取其红、绿光混合的比值差异，可以正确诊断各型色盲和色弱。

正常人、红色盲、绿色盲光谱示意如下：

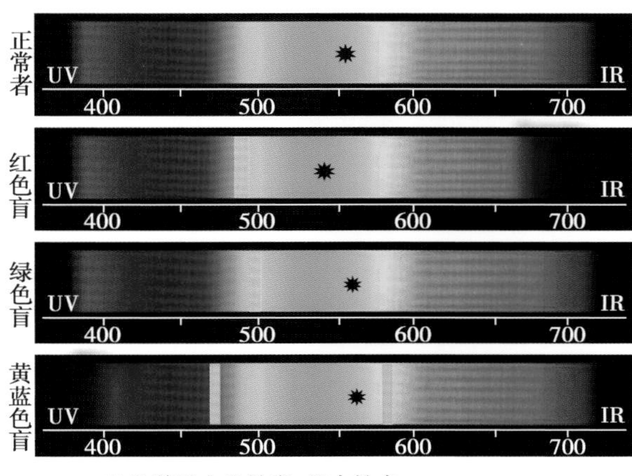

✸光谱最大光效率　▒中性点

• 说明：上图是在正常者的光谱上标注各型色盲者的中性点、最大光效率和光谱缺损区域的示意，而非色盲者所见光谱。

三、色盲与遗传

色觉异常俗称色盲，是人类重要的遗传病之一，发病人数较多。自从基因工程技术应用于医学领域以来，人类对遗传病的本质有了更深入的认识。随色觉基因的发现，人类对先天性色觉的异常的原因已经明确，通过Southern印迹转移杂交法分析红绿色觉异常患者的色觉基因，发现色觉基因的缺失和形成杂种基因（hybrid gene）或者融合基因（fusion gene）是红绿色盲的原因。目前公认，基因工程技术是遗传病的主要诊断手段，同时它也是预防和治疗遗传病的最有效的措施。

先天性色盲是X-性连锁隐性遗传（隔代遗传即男性色盲通过女儿传给外孙），遗传基因带在X染色体上。人类有23对染色体，其中一对为性染色体。女性性染色体为XX，男性性染色体为XY。色盲位点在X染色体短臂上，而Y染色体较短小，没有相应的等位基因。因此男性性染色体（XY）只要在X染色体上有色盲基因就表现为色盲；女性要在两条X染色体都有色盲基因，才表现为色盲，如果只有一条X染色体有色盲基因，她就不表现为色盲，而是基因携带者，可以遗传给她的后代。故她被称为媒介或隐性色盲者。基因遗传规律大致如下：

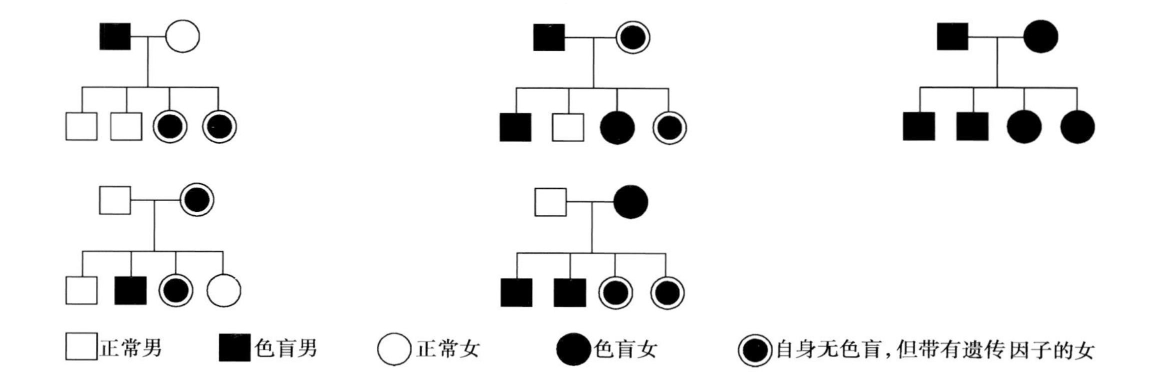
正常男
色盲男
正常女
色盲女
自身无色盲，但带有遗传因子的女

四、我国的色盲发生率

根据报告者检查条件不同，结果亦不一致。著者根据1930年至1984年间我国已发表的24篇资料统计结果，共查133 631人，其中男性81 622人；女性52 009人，查出色盲人数为男性3849人；女性345人。故推算出中国人色盲检出率为3.14%；男色盲率为4.71%±0.074%；女性色盲率为0.67%±0.036%；色盲基因携带者的频率为8.98%。

五、色盲与职业

随着科学技术和生产力的发展，人们愈来愈重视颜色科学研究及应用，因此在选录人员和征兵、招工、招生时，有必要作色觉检查。

在我国现行的政策下，色盲和色弱者录取的专业或职业是有区别的。色觉异常者不宜录取或从事以颜色波长作为严格技术标准的各种专业，如化学化工、制药、生物、地质、医学、公安侦察学、交通运输等专业（具体请查阅各类体检标准）。因为某些职业或技术，需要精细或快速判别（区分）各种颜色，色觉异常者由于缺乏精细或快速辨色功能，往往会形成误判，故可能导致错误和事故，甚至危及自己或他人的安全。这在历史上是有过血的教训，1875年瑞典的火车相撞事故，就是缘于火车司机是色盲误判信号所致。

色觉异常者最多见是先天性的，是出生即有的生理缺陷并具不可治愈性，因此从培养孩子兴趣爱好和发展方向方面来说，对儿童进行色觉检查也很重要。笔者在历年高考体检中都有发现个别绘画艺术类的考生是色觉异常（色盲）者，这对于考生录取和专业发展都是极大的不利。而迟滞高考才发现，对学习绘画多年的孩子和望子成龙的家长来说，亦是莫大的遗憾。

早在 20 世纪 50 年代的第一版《色盲检查图》中，针对孩子和文盲特设计了简单物体图形图组，目的就是想尽早发现问题和早作妥善安排。多年实验证明，三岁左右的幼儿就能对物体图形图组作出识别。

六、图谱设计原理

色觉异常者除一色觉以外，视其疾病程度不等，都有一定的颜色视觉，只不过他们所感觉的色彩，是和正常者不一样的，并且色彩分辨灵敏度也较正常人相对迟钝。有很多正常者看来极其明显不同的两种颜色，在他们却看为一种颜色，对此现象称为色觉异常的混同色（假同色）。下图就是在 CIE 色度图上标注的各种色盲的混同色的示意图，图中直线上的相对应的位点，色盲者看来是相同颜色。

本图谱是依据混同色原理设计，在色觉异常的诸多混同色的颜色对中，挑选出需要的数组色对来组图（案），达到正常者看来容易辨认而色觉异常者难以辨认的效果，并能利用各型色盲的混同色不同的特点，将各型色盲区分开来。

理论上和实践中证明，人类对颜色的识别是复杂和呈多样性表现，不仅有自身能力（主要）且也受多种外界因素影响，如年龄、教育、职业和生活环境等等。对此，色觉检查应该是综合和多样性的，这样才能相对全面。

前面说过，轻微的色弱和正常者没有明显的界限，各型色盲、色弱（二色视、异常三色视）间存在着中间型和它们在视敏度曲线、色调识别阈曲线也基本相同及还存在着个体差异，只有使用复杂的光电仪器才能

CIE色度图上色觉异常混同色分布示意图

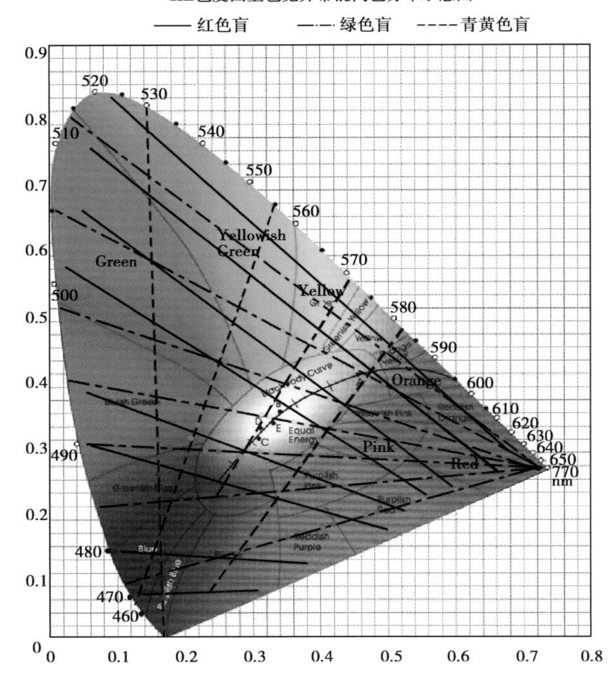

鉴别。

需要说明的是色觉检查图由于是印刷品，色彩表现（颜料混合）是减法原理（完全不同于色光混合的加法原理），目前还没有能力制作出一张正常者和色盲（二色觉）能够识别、而色弱（异常三色觉）不能识别（或反之）的图片，故而现有各色盲（觉）检查图都不能对二色觉和异常三色觉作出准确的定性区分。

根据征兵、招生和就业等绝大多数体检标准和工作实践，并不需要精确判断二色觉与三色觉的差别，就是说从实用角度，我们只需要把色觉异常作出辨色能力的划分（色盲 - 色弱），就能适应社会的需要，而现时临床和社会对色觉异常划分的概念也是如此（为使用方便，本图谱以下也沿用此概念），本色盲（觉）检查图能够快速、方便、低成本和相对准确的效能可以满足此需要。但出于医学、视光学等科学研究目的，必须使用光学仪器相结合的手段进行精确检查才能达到符合科研要求的标准。

七、本图谱的特点

☆总结五十余年来的颜色视觉研究和经验，结合现代技术运用编绘。

☆符合国防部（征兵）、国家教委（招生）及各类技术培训前的体格检查标准。

☆征求和满足了最多量的使用者的意见和愿望，在保留了5版图谱所有功能的基础上，对图谱作了新编排：快速、准确、易掌握和诊断标准化，并且通用性强。

☆按CIE国际标准给定了单色图组中的单色标准。

☆独特的中国民族风格和构图艺术相结合。

本图谱为了满足最多量的使用者（体检站医务人员）的快速、方便和准确并具防背诵功能的需要，集五十余年来色觉研究、临床应用和多版改进的经验积累，作了如下设计和编排：

（一）通用图组

本组图幅较多，主要对象为各种规模的体格检查。

1. 由于个体差异和各型色盲、色弱间存在复杂交叉类型，体检实践中时常出现一些部分“色盲图”读出而部分“色弱图”反读不出的现象，造成诊断困难甚至引发矛盾，使用通用图组以通过率方法可以有效解决此类现象。就是说，通用图组主要是用于体检（尤其是规模体检），综合性检查被检对象的颜色视觉能力，达到快速准确的体检要求。

2. 在色度图中选择假同色时，特选择兼顾对红、绿色盲（弱）共同有效的色对进行联合和构图，使红、绿色盲同时不能（或难以）通过、红、绿色弱可以同时部分通过。准确地按体检标准有效地提高了检查速度。若检查需要，筛选出的色盲（弱）可以通过功能图组进行进一步检查，将红、绿色盲（弱）加以准确分型诊断。

3. 通过数年大量的临床验证，使通用图组各图达到难度基本一致的水平，相对保证了随机选图检查公平性。

4. 图幅较多，大多又可颠倒使用，有效增加背诵难度。

5. 图组由数字、几何和动物图形等多形式组成，可适应对各种人群（包括幼儿）的检查。

笔者对北京、南京等地区的多家规模体检医院作了专题调研，对这些单位对色觉检查的实际检查和诊断方法做了充分了解，并充分征求体检人员的意见。采用本六版图谱（原图）并按六版图谱使用方法和诊断标准，同步用五版图谱和空军卫生部色觉检查图（1983 版）进行对照检查，疑问时加用 D-15 检查验证的方式，对南京市玄武区范围连续三年的中、高考生和应征（兵）人员（2014-2016 年）计二万余人次进行色觉检查验证，数据经统计学处理，证实六版图谱及检查方式和对照版本在色觉异常检出率、色觉异常分类均无显著性差异。

以上是用通过率来判断色觉异常程度的基础，经过数年、逾万人数的体检实用和与五版及其他色盲图的比对，统计学处理色盲及色弱的检出率无显著性差异，证明达到了诊断标准化要求。

（二）单色图组

根据国防部、国家教委等部委关于征兵、招生、招工和其他体检工作的规定及要求，对色盲者还要进行区分单色能力检查。因此六版图谱中设置了单色图组（红、绿、黄、蓝、紫），供进行单色检查之用。

按照国际照明委员会（CIE）1975 年公布“灯光信号颜色”文件中给出的 1931 年色度图上的色度区域，以及 CIE 推荐的适用于各种交通运输灯光信号、警告灯光信号和颜色编码灯光信号的三色、四色、五色灯光信号系统中:红、绿、黄、白为四种主要颜色信号（蓝和蓝紫作为补充颜色）的规定，经岛津 UV-2500PC 色谱分析仪检测，色块波长分别为:

红（R）　628　nm

黄（Y）　588　nm

绿（G）　510　nm

蓝（B）　470　nm

紫（BV）　440　nm

这里需要说明的是，在国际照明委员会的标准中，因为蓝与紫在正常人也易混淆，故规定两色不得出现在同一系统中。但这规定是以利于区分信号为目的，和本图谱为体检目的没有冲突，只是增加了识别难度。

（三）功能图组

对通用组查出的色盲或色弱进行进一步针对性分析诊断:利用红色盲（弱）和绿色盲（弱）等各型色觉异常独有（非共同的）混同色对组图，用以区分红色盲、红色弱;绿色盲、绿色弱等各型色觉异常。

（四）后天性色觉异常图组

针对晶状体、视网膜、视神经及视皮质等疾病引发的色觉障碍选择相对的混同色组图，对如白内障、黄斑病变、视网膜疾病及视神经等疾病引发的色觉异常进行辅助检查。

第6版的《色盲检查图》以准确、快速、易掌握和诊断标准化而适用于各种规模的体格检查，也可以把色觉异常进行详细分类、分型和程度划分，满足临床所需。

八、检查图的使用方法

本检查图依据功能分划为四组:①通用图组(图01~30，判别色觉异常程度)其中部分图页兼有与功能性组图交叉功能，详见图表说明;②单色图组(图31~35判别单色功能);③功能图组(图37~43，判别色觉异常性质);④后天性图组(图44~48)。

1. 在明亮的自然弥散光下(避免日光直接照射图面)进行色觉检查。

2. 被检者双眼距离图面60~80cm，也可酌情予以增加或缩短，但不能超过40~100cm的范围。检查中不得使用有色眼镜，也不能使用有色的角膜接触镜。

3. 一般先用“示教图”教以正确读法。如被检者已知读法，就可以正式开始检查。

4. 每一被检者在图01~30内(去除示教图),随机、快速(每张在5秒之内)判读不少于5张,如能全部顺利准确读出,可判为色觉正常者而予通过;若遇判读迟疑、错读(读不出)和怀疑背诵者,则须再按下列第5项进行详细检查。

5. 对以上可疑色觉异常者，再从01~30通用图组内抽选(最好跳选并去除示教图)不少于10张图，着被检者以每张5~10秒的速度再读，予记录并分析，作出色觉功能程度的诊断:

（1）对于通过率≤20% 为色盲（Ⅰ级）；≤40% 色盲（Ⅱ）；≤60% 色弱（Ⅲ）；≤80% 色弱（Ⅳ）；对于错读 1 张者，可能是读图能力较低或是极轻度的色觉异常，往往不影响学习与工作，原则可视为正常通过。

注：如果被检者有明显背诵嫌疑，因其读出部分可能系背诵，宜增加图幅或提速阅读等方法综合、酌情诊断。

（2）对已诊断为色觉异常者，还需使用功能图组（图 37~43）或 / 和图 29、图 30 进行色觉异常性质的检查，作出红绿色盲、红、绿色盲（色弱）或其他诊断（详见图表说明）。

注：一些体检标准不要求对色觉异常性质作出诊断，则本项可以省略。

6. 对已诊断为色盲（≥Ⅱ级），可依据体检标准（需要），再使用全部单色图组（图 31-35）进行单色功能检查。检查者任指一色块，令被检者（已检查出是色盲者）辨读出是什么颜色。如能全部正确辨读出红、黄、绿、蓝、紫等五单色图，则判为单色检查通过，即单色正常；有任一单色未能正确读出，则判别为单色异常。

7. 对颜色分辨能力要求高的专业可采用适当增多图幅来作精细色觉检查。

8. 不推荐在人工照明条件下检查。但实践中，用本检查图在日光灯下检查和自然光下检查进行比对，其结果无明显差异。

9. 本检查图中绝大部图页可以颠倒（旋转 180°）使用，使图幅有效增加近一倍。

10. 其他注意事项

（1）检查者在检查前，必须熟悉所采用的色觉检查图的性质和使用方法，仔细阅读说明书，了解各个图的用法及意义。这样会使检查工作进行得又快速又正确。注意不要对被检查者随意提出过高的要求，应该参照被检者的年龄、文化程度和反应灵敏度及有否作假来作出诊断。为防记忆背诵，检查图可随机颠倒（旋转 180°）进行检查或重复检查。

（2）色盲者如戴了适当的有色眼镜（滤色片），如棕色或红色镜片的眼镜，也可正确地读出许多检查图，但不能读出全部图。

（3）对怀疑疾病性色觉异常者，必须还要作裂隙灯、眼底等眼科检查，以明确疾病性质和程度。

特别说明：以上检查方法，仅适用于本检查图（第 6 版）。若用其他版本或其他图谱进行色觉检查，请参照所用图谱相对应的检查方法。

各图分组说明表格

	图号	正常读图括号内为旋转 180°读图	色觉异常读图括号内为旋转 180°读图	备注
通用组	1	909 （606）	909 （606）	示教图
	2	29 （62）	不能读	
	3	69 （69）	不能读	
	4	88 （88）	66 （99）	
	5	60 （09）	不能读	
	6	162 （291）	6 （9）	
	7	916 （916）	不能读	
	8	56 （95）	2 （2）或不能读	
	9	628 （829）	不能读	
	10	602 （209）	98 （86）	

续表

	图号	正常读图括号内为旋转180°读图	色觉异常读图括号内为旋转180°读图	备注
通用组	11	268 （892）	6 （9）	
	12	985 （586）	8 （8）;紫色盲 95 （56）	兼有查紫色盲功能
	13	6289（6829）	不能读	
	14	6098（8609）	不能读	
	15	2901（1062）	不能读	
	16	8609（6098）	不能读	
	17	熊猫	熊猫	示教图
	18	△○（○▽）	不能读	
	19	○ （○）	不能读	
	20	牛	鸡	

续表

	图号	正常读图括号内为旋转180°读图	色觉异常读图括号内为旋转180°读图	备注
通用组	21	蜻蜓	不能读	
	22	鸭 或 鹅	不能读	
	23	金鱼	不能读	
	24	燕子 或 鸟	不能读	
	25	羊	鸡	
	26	兔	不能读	
	27	蝴蝶	不能读	
	28	○ 剪刀（剪刀 ○）	○	
	29	899 （220） 022 （668）	不能读或绿色盲读902（206）;红色盲读892（268）	本图兼有区分红、绿色盲功能（功能组功能）

续表

	图号	正常读图括号内为旋转180°读图	色觉异常读图括号内为旋转180°读图	备注
通用组	30	621 （686） 989 （129）	不能读或绿色盲读299（662）;红色盲读618（819）	本图兼有区分红、绿色盲功能（功能组功能）
单色组	31	红		单色图: 其中有任何一张误读即为单色不能通过。
	32	黄		
	33	蓝		
	34	绿		
	35	紫		
功能组	36	☆☆	☆☆	示教图
	37	522 （225）	红绿色盲、红色盲:不能读;绿色盲522（225）	红色弱:522（225）难读;绿色弱:522（522）

续表

	图号	正常读图括号内为旋转 180°读图	色觉异常读图括号内为旋转 180°读图	备注
功能组	38	825 （528）	红绿色盲、绿色盲:不能读;红色盲 825（528）	红色弱:825（528）;绿色弱:825（528）难读
	39	5/8 （8/5）	红绿色盲:不能读;红色盲 8（8）;绿色盲 5（5）;	红色弱:5 字难读 /8;绿色弱:5/8 字难读
	40	0/9 （6/0）	红绿色盲不能读;红色盲 0（0）;绿色盲 9（6）;	红色弱:0/9 字难读;绿色弱:0 字难读 /9
	41	△ / □（□ / ▽）	红绿色盲:不能读;红色盲:□（□）;绿色盲:△（▽）	红色弱:△难读 / □;绿色弱:△ / □难读
	42	86 （98）	重级（<I级）色盲不能读或读 9（6）	
	43	茶壶	重级（<I级）色盲不能读	

续表

<table>
<tr><td></td><td>图号</td><td>正常读图括号内为旋转 180°读图</td><td colspan="2">色觉异常读图括号内为旋转 180°读图</td><td colspan="2">备注</td></tr>
<tr><td rowspan="7">后天性组</td><td colspan="6">后天性（疾病性）色觉异常组</td></tr>
<tr><td></td><td>正常读图</td><td>后天色觉障碍</td><td>紫色盲</td><td>红绿色盲</td><td>备注</td></tr>
<tr><td>44</td><td>21 （12）</td><td>不能读</td><td>21（12）</td><td>21（12）</td><td></td></tr>
<tr><td>45</td><td>52 （25）</td><td>不能读</td><td>不能读</td><td>52（25）</td><td></td></tr>
<tr><td>46</td><td>69 （69）</td><td>不能读</td><td>不能读</td><td>69（69）</td><td></td></tr>
<tr><td>47</td><td>○○（○○）</td><td>不能读</td><td>○○（○○）</td><td>○○（○○）</td><td></td></tr>
<tr><td>48</td><td>□△（▽□）</td><td>不能读</td><td>不能读</td><td>□△（▽□）</td><td></td></tr>
</table>

九、色觉检查流程方框图

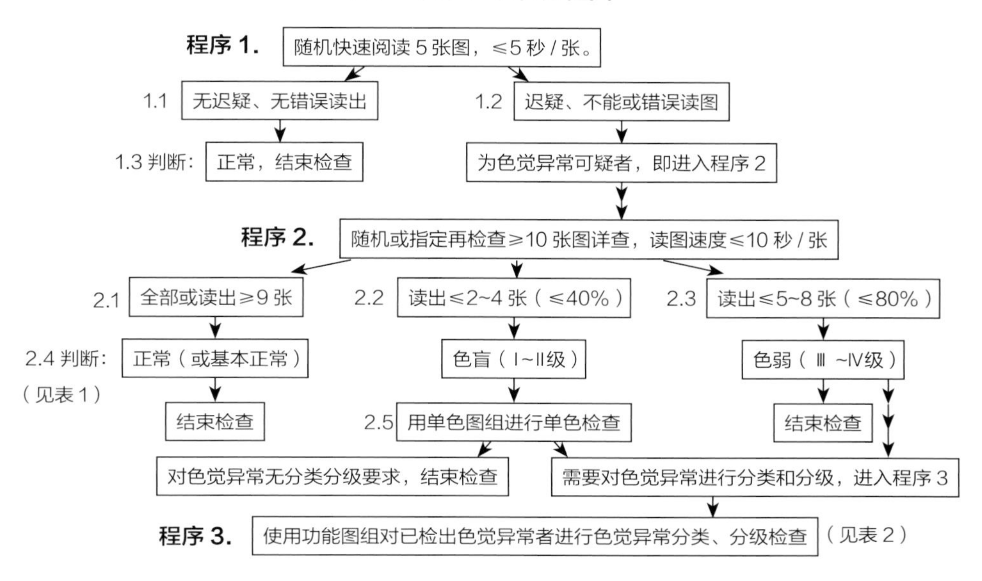

程序 1.
随机快速阅读 5 张图，≤5 秒 / 张。
1.1
无迟疑、无错误读出
1.2
迟疑、不能或错误读图
1.3 判断：
正常，结束检查
为色觉异常可疑者，即进入程序 2
程序 2.
随机或指定再检查≥10 张图详查，读图速度≤10 秒 / 张
2.1
全部或读出≥9 张
2.2
读出≤2~4 张（≤40%）
2.3
读出≤5~8 张（≤80%）
2.4 判断：
（见表 1）
正常（或基本正常）
色盲（Ⅰ~Ⅱ级）
色弱（Ⅲ ~Ⅳ级）
结束检查
2.5
用单色图组进行单色检查
结束检查
对色觉异常无分类分级要求，结束检查
需要对色觉异常进行分类和分级，进入程序 3
程序 3.
使用功能图组对已检出色觉异常者进行色觉异常分类、分级检查
（见表 2）

色觉异常的分类与分级表：

表 1　使用通用图组检查色觉异常结果判断表（本表以检查 10 张图为计算标准）

色觉异常分类		色觉异常分级	检查通过率	检查通过图数
色盲	红绿色盲	Ⅰ	≤20%	0~2
	红色盲	Ⅱ	≤40%	0~4
	绿色盲	Ⅱ	≤40%	0~4
色弱	红绿色弱	Ⅲ	≤60%	5~6
	红色弱	Ⅳ	≤80%	7~8
	绿色弱	Ⅳ	≤80%	7~8

表 2　使用功能图组检查色觉异常结果判断表（色觉异常分类、分级检查）

色觉异常分类		检查结果	色觉异常分级
色盲	红绿色盲	红绿图均不能读出	I
	红色盲	绿图读出，红图不能读出	II
	绿色盲	红图读出，绿图不能读出	II
色弱	红绿色弱	红、绿图困难读出	III
	红色弱	绿图读出，红图困难读出	IV
	绿色弱	红图读出，绿图困难读出	IV

后　　记

俞自萍教授，女，1920出生于浙江嵊县。1948年毕业于国立英士大学（浙江大学前身）医学院。毕生服务于临床医学及医学教育事业，可谓硕果累累、桃李天下。

新中国建国初期，百废待兴，加上解放台湾战前准备和朝鲜战争，征兵、招工体检工作十分繁忙。而眼科体检的基本工具色盲检查图几乎无处找寻:国内无产、进口无门。由此触发了作者的研发色觉检查工具的决心。

1952年起，开始学习颜色视觉理论和研制色盲检查图。工作得到了她的先生著名化学家、画家曹元宇教授的大力支持。以手工绘画大量的图幅、反复临床验证和与国外多种版本比对后，采取中华民族传统工艺特点的螺甸细工风格构图，绘制了第一套色盲检查图（手稿）。经近七千人临床验证（同步与多种国外版本比对），证明绘本具快速、方便和准确（检出率）性能。这样，中国史上第一套《色盲检查图》在1954年终于成稿。限于当时中国的彩色印刷工艺不高，无法印刷出版。

1958年，经东北石增荣教授推荐，人民卫生出版社调集了多名国内最好的印刷技师，由俞自萍教授监印，取手工调色、三色铜版套印方案，历时三月，终得成功。

首版《色盲检查图》为卡片式，计27张，装于硬纸盒内。该图打破了国外垄断，填补了国内空白，诊断水准与国际标准类相当，具独特的民族风格，增加了动物等图案，使应用范围向文盲、幼儿扩大，得到了国内、国外同行的认可。发行后备受欢迎，并列为色觉检查的标准本广泛应用。

第二版发行于 1964 年。在第一版基础上，集多年来使用后的经验和同行意见的改进。由于印刷技术的进步，使第二版的图片在色彩还原和清晰度都有了很大提高。图谱采用了卡片镶嵌入书本活页形式，可整册或单卡片使用，图序可以调换，有效增加了背诵难度。

第三版发行于 1971 年。当时俞教授虽 因“学术权威”被剥夺行医资格，但仍悄悄地继续研究颜色视觉和色觉检查。人民卫生出版社因形势需要，上报军委获批准，直接点教授赴京再版。虽然第三版只能归单位眼科名下，不得署个人名义，也算一段历史插曲，侧面也说明色觉检查的重要性。

第四版再版于 1980 年。大幅修改并增多图幅，增加了国内首发的后天性色觉异常检查图组，印刷技术也大有提高。

1974 年第 41 届日本眼科学会上陈列世界上有名的色盲检查图，在亚洲除日本外只有俞自萍色盲检查图被正式展出。在 1987 年法国召开的色觉国际会议上获得世界各国专家的好评。随着国际间的学术交流和合作增多，该检查图册陆续被友人传到美国、英国、法国、日本和桑给巴尔、坦桑尼亚等国，在世界上也有较大的影响。

1988 年《色盲检查图》的姊妹篇《颜色视觉与色盲》出版发行。该书系统地阐述了色觉原理、色度学、色觉异常和色觉检查等系统理论，是作者从事色觉研究和色觉检查工作的阶段总结，由工具书《色盲检查图》和理论书《颜色视觉与色盲》共同构成和整合了中国自己的色觉检查系统。

第五版1996年发行。采用激光照排和四色印刷技术，质量大有提高，本版系统提出了色觉异常的分类和分级标准，进一步完善了色觉检查系统性。对后天性色觉异常的检查也作了较详细的编排。

数十年来，以《色盲检查图》为主纲，以《颜色视觉与色盲》为理论基础，历经作者及同行大量先天性色觉异常流行病学调查的对照和论证，总结数十年的全国性的实际应用经验和意见反馈，先后五版修订，完善了中国自己的色觉研究和检查体系。该成果经姜泗长、谢立信、彭司勋、郭应保等院士及诸多眼科专家的举荐，《俞自萍色觉研究与应用》荣获2002年中华医学奖（二等奖），这也是给俞自萍教授色觉研究事业的肯定和褒奖。

2008年还出版发行了针对国际市场的英文版《色盲检查图》。

现在，第六版发行在即。希望广大医务工作者和使用者继续支持我们的工作，欢迎提出批评和建议，使我们的工作与时俱进，为使用者和社会提供更好的服务。

在这里我们向石增荣教授、四位院士及支持过我们工作的同行和朋友，向广大医务人员、使用者表示诚挚的感谢。

特别说明:《色盲检查图》在第一版就具色盲、色弱的色觉检查功能，第四版更添加了后天性色觉异常检查功能。因此，更名色觉检查图更为准确，但考虑到历史沿用习惯和出版者意见，故仍继续使用《色盲检查图》名，希望大家予理解。

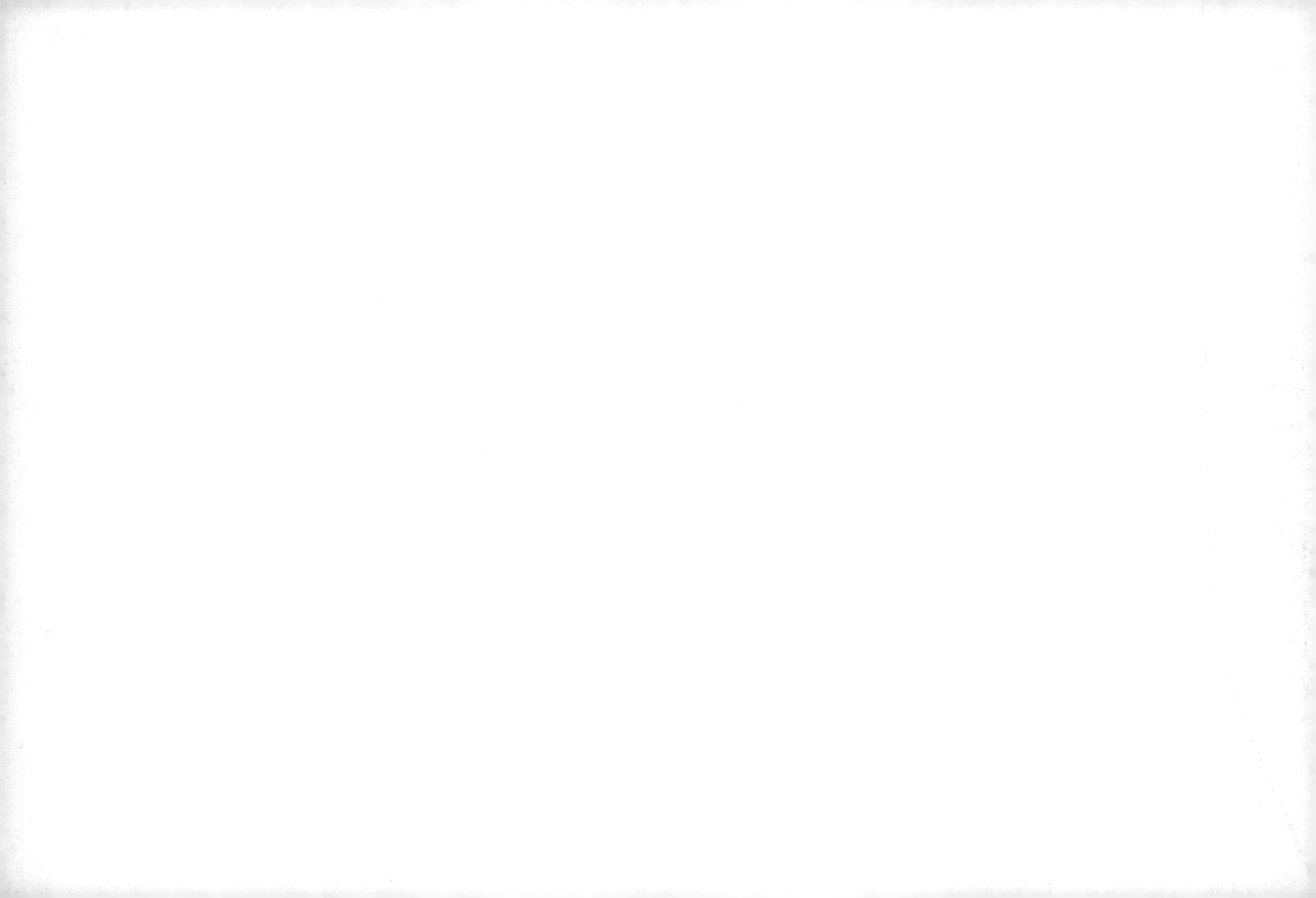

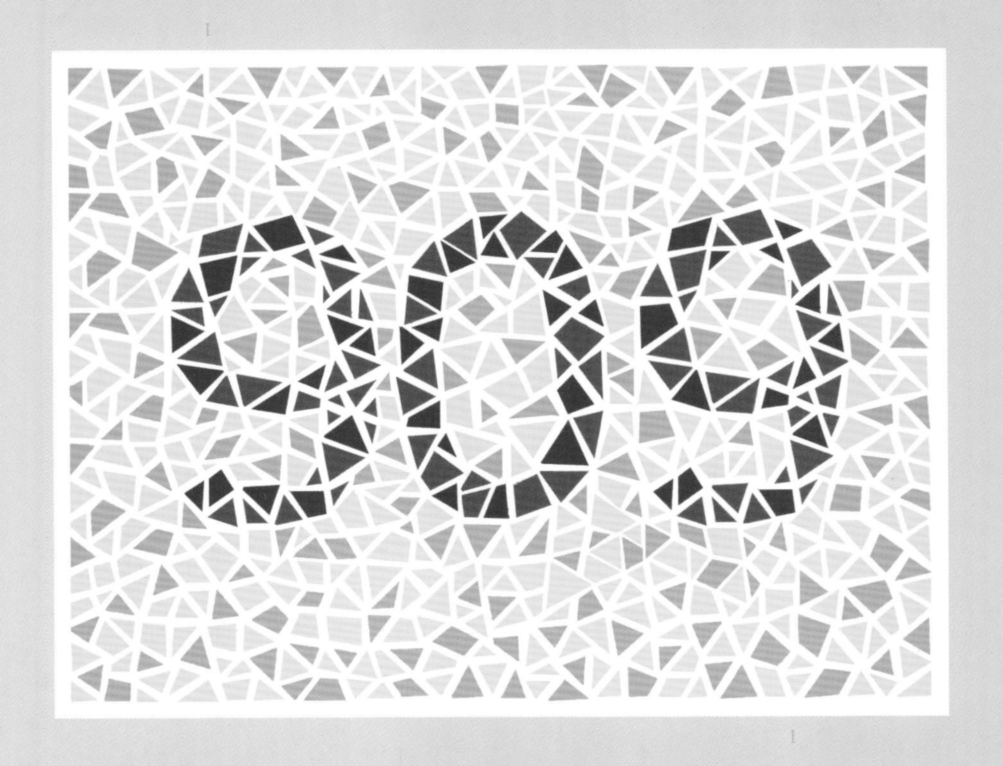

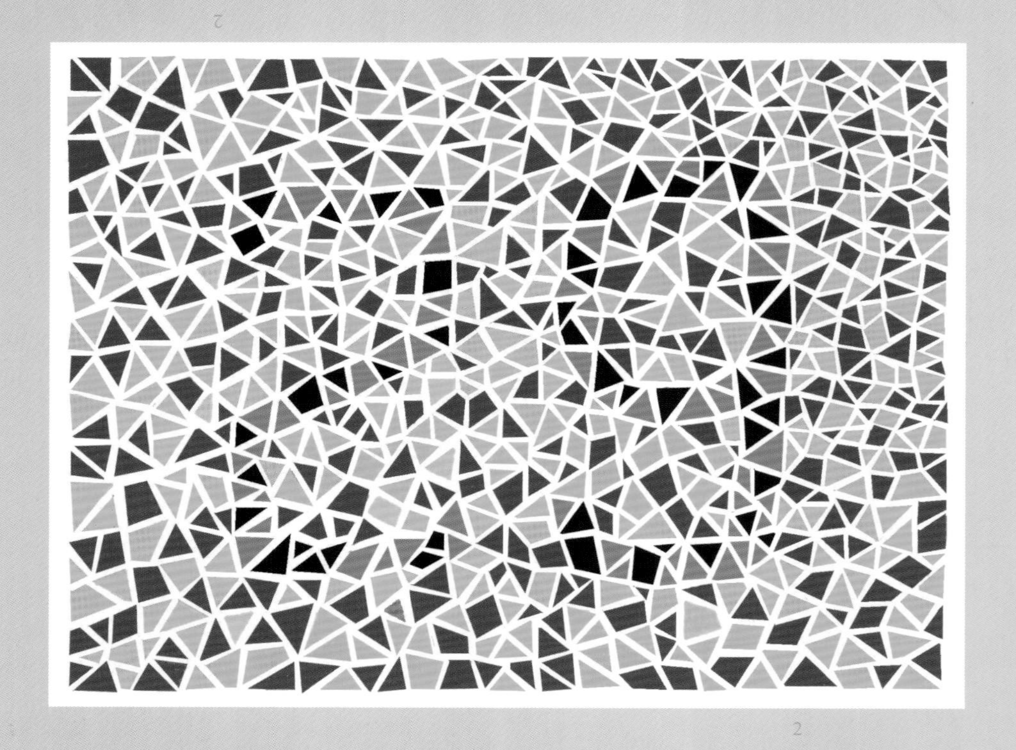

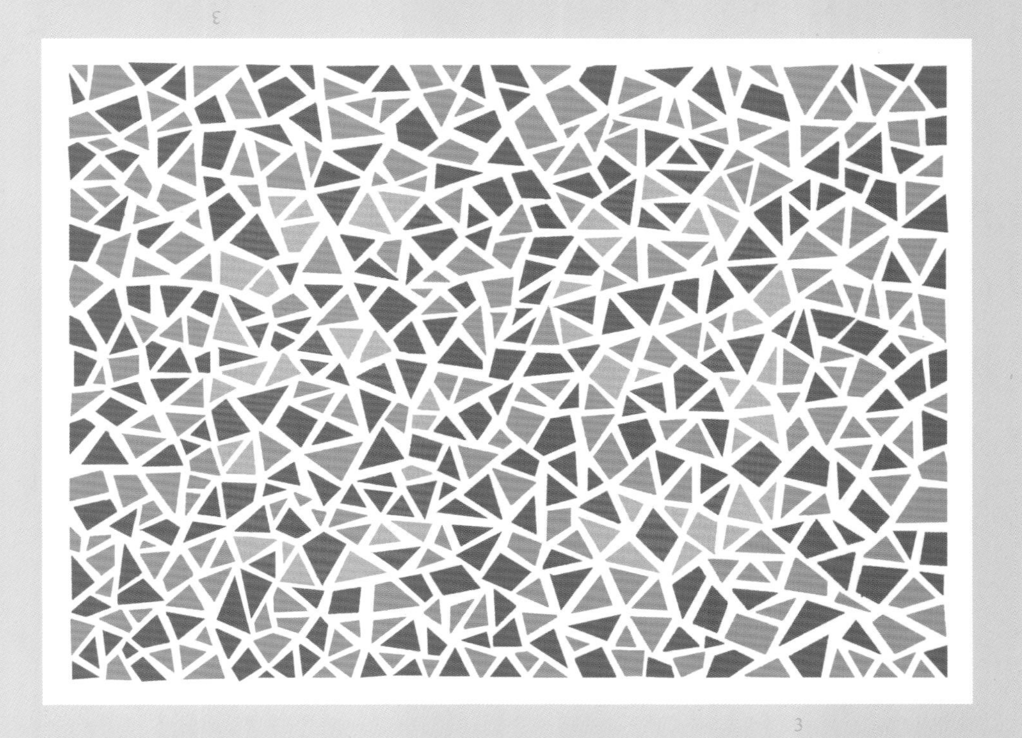

3

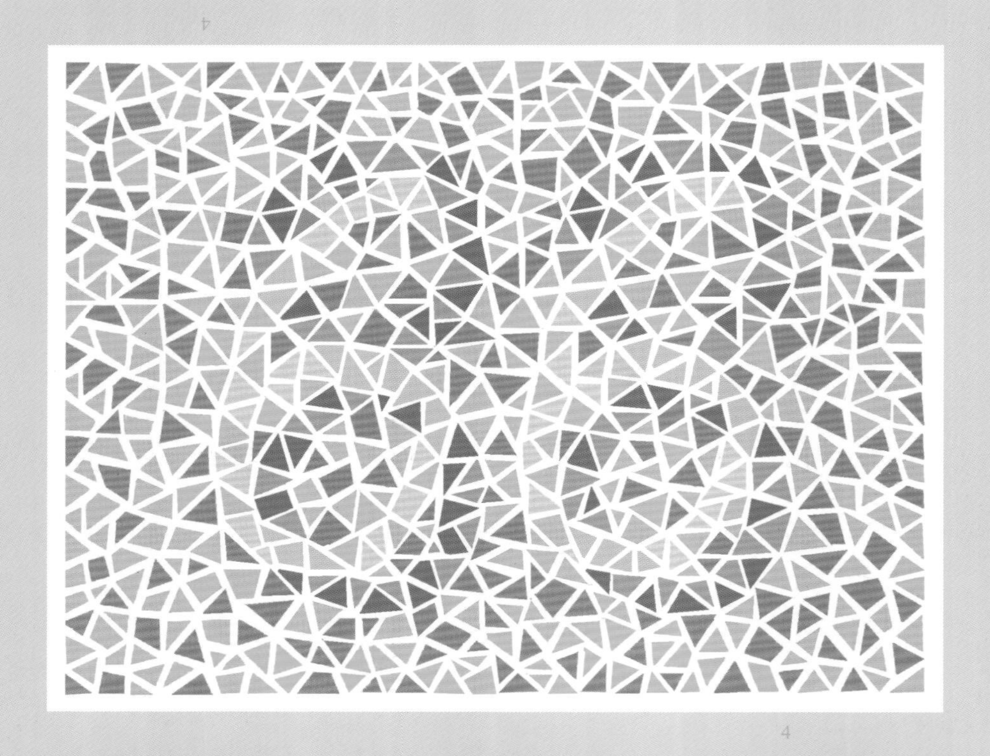

4

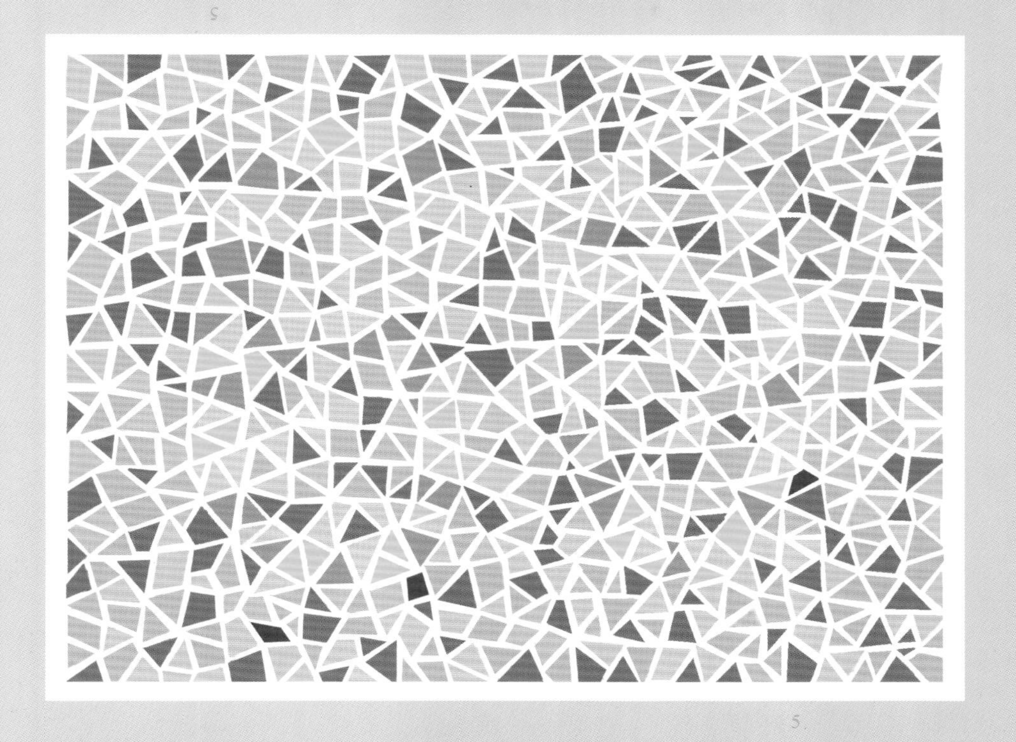

5

9

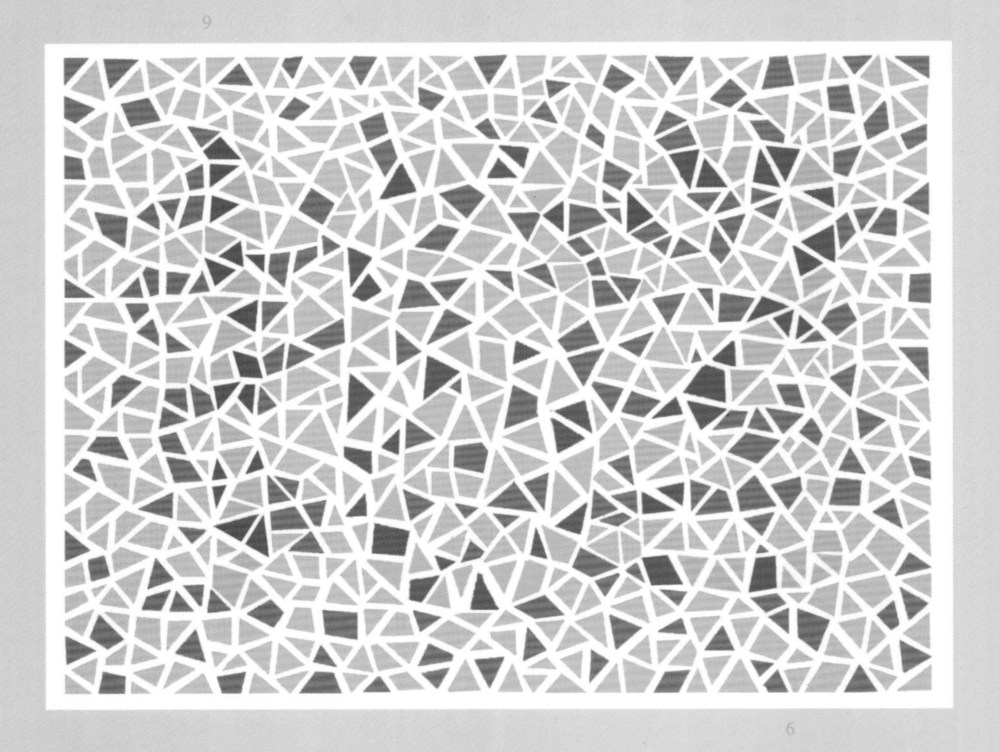

6

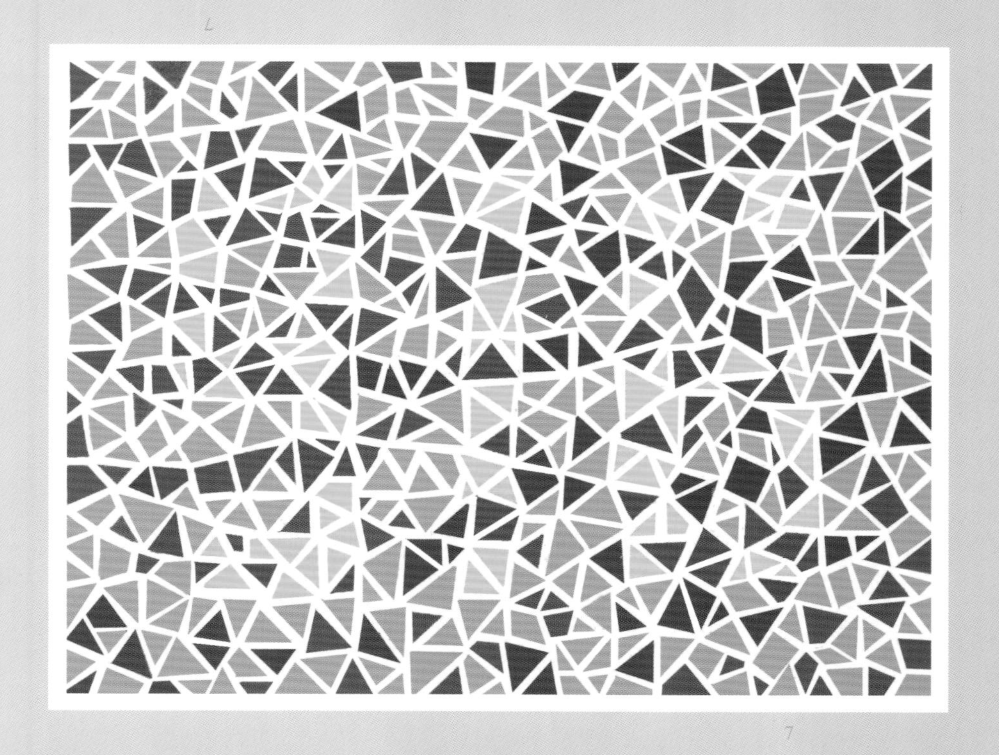

8

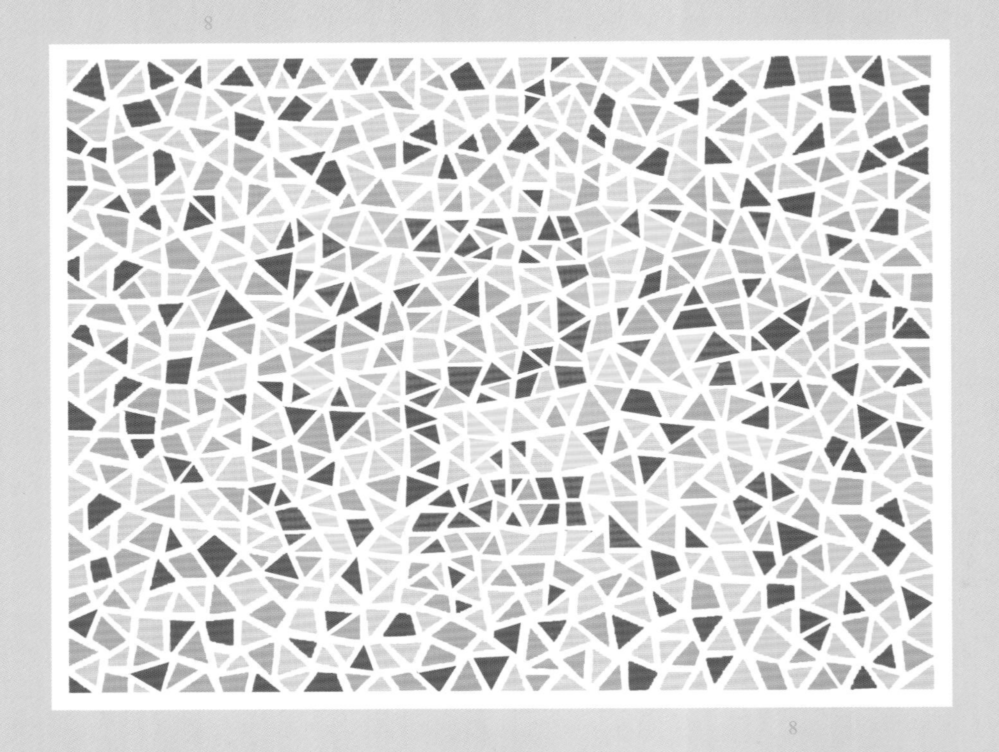

8

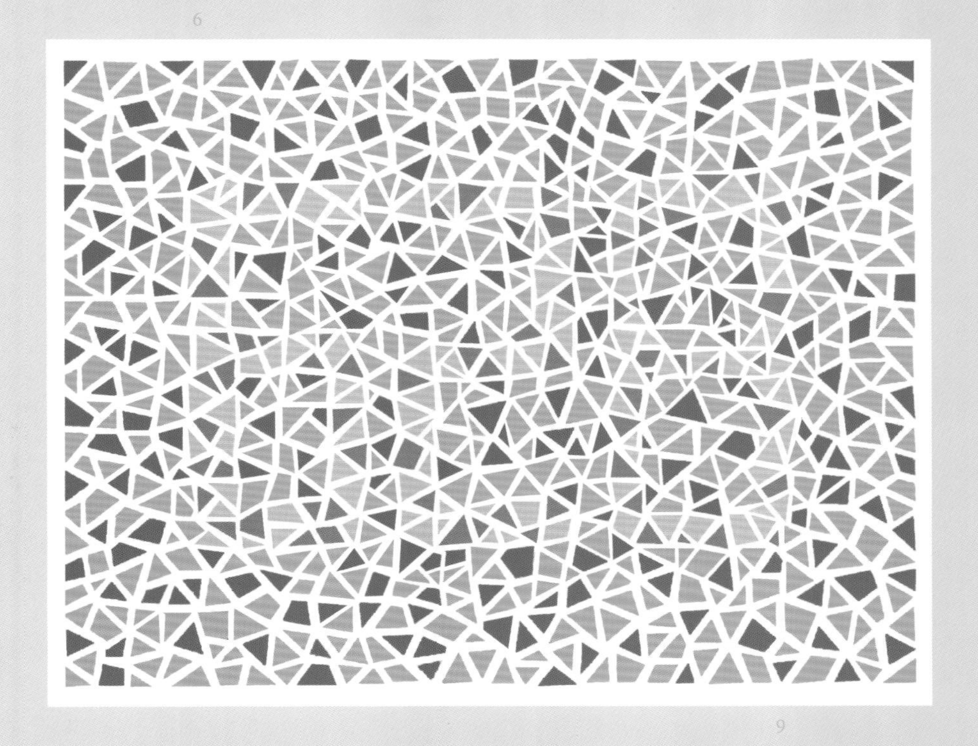

10

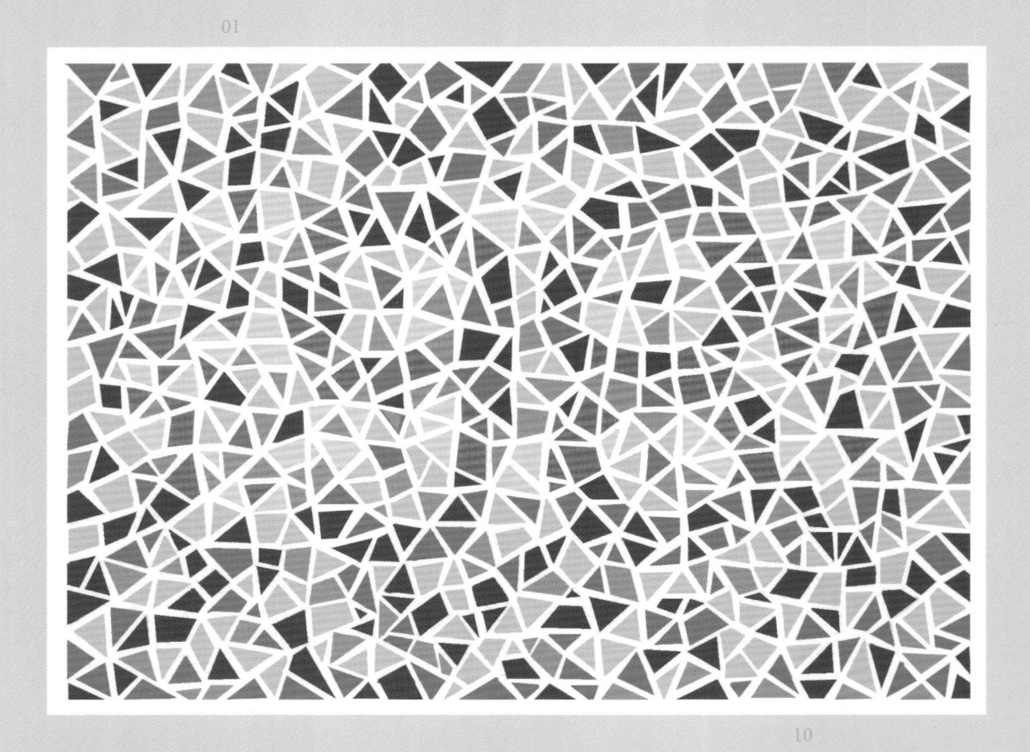

10

11

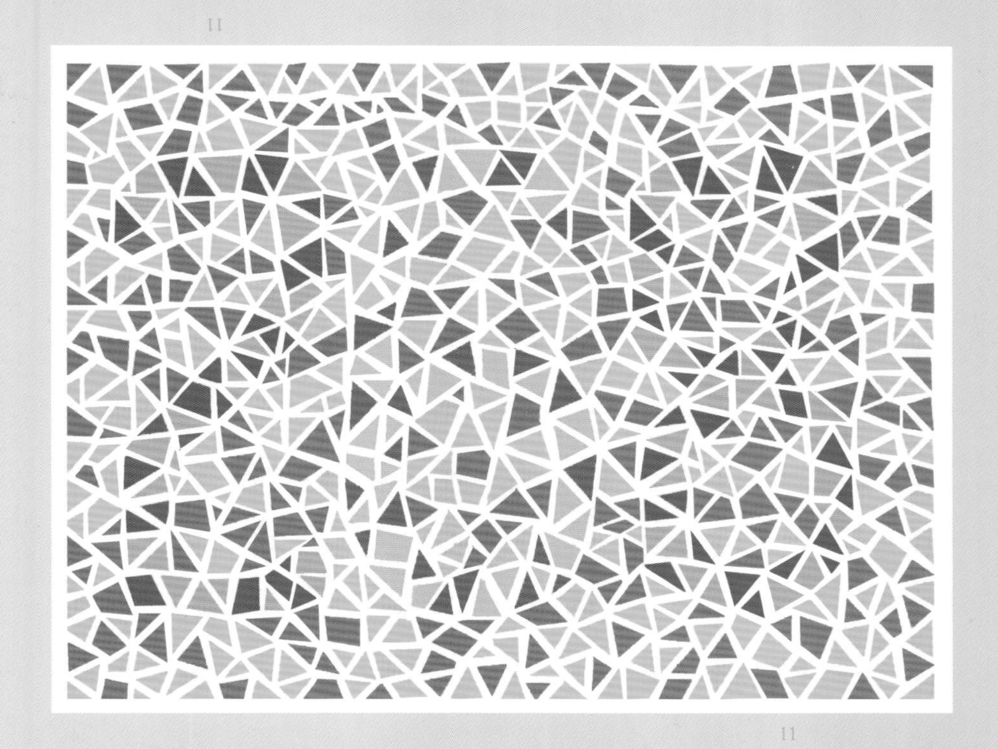

11

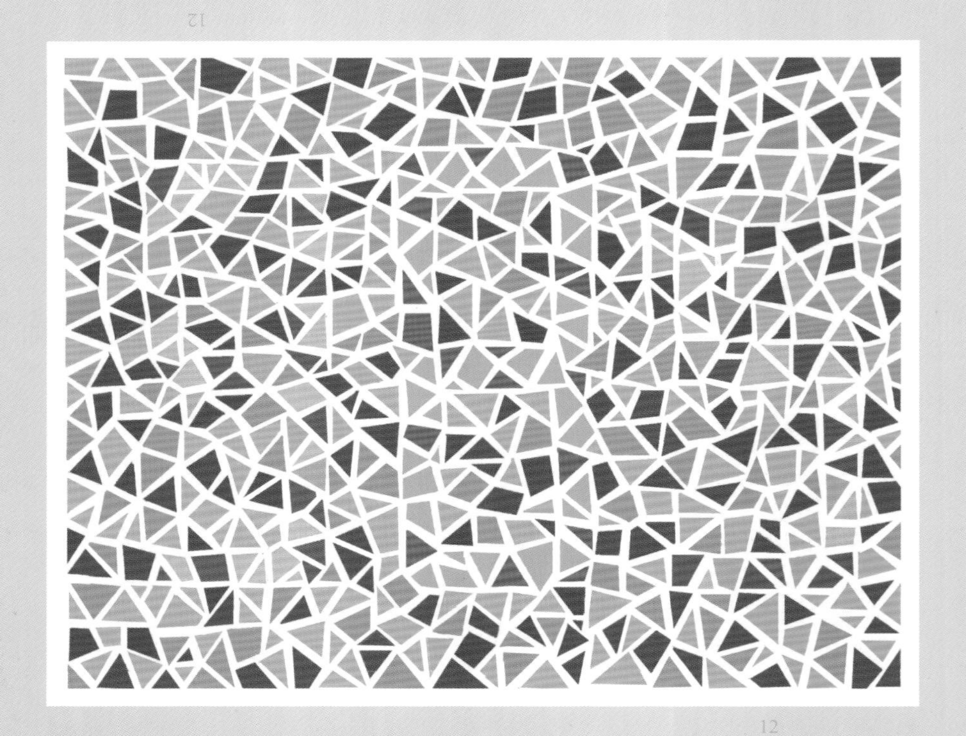

12

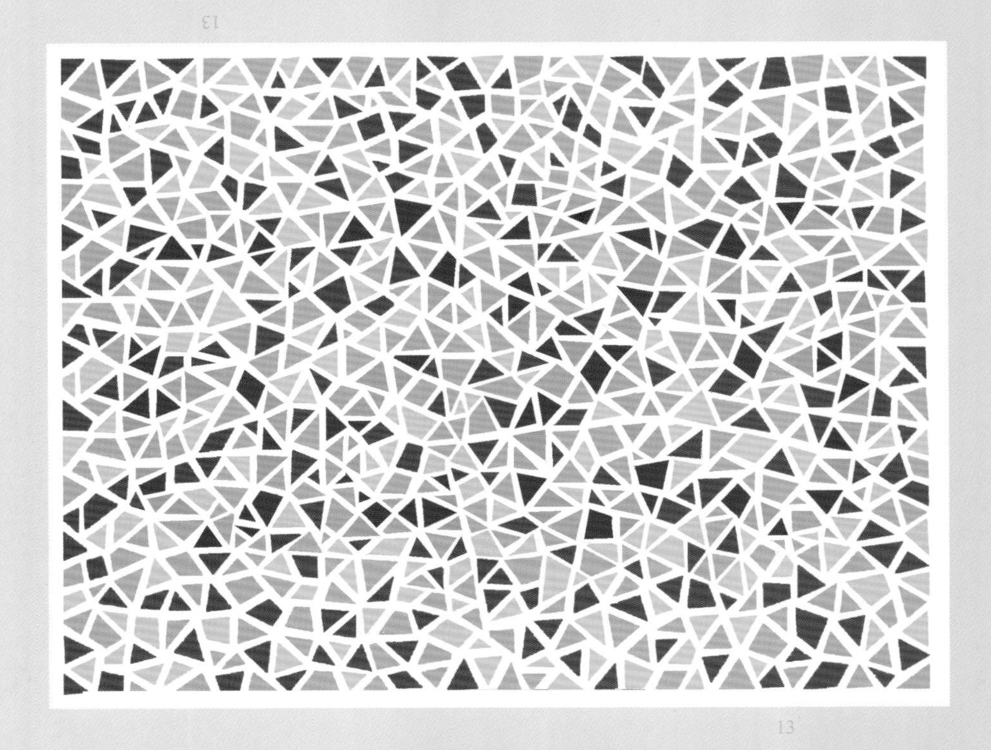

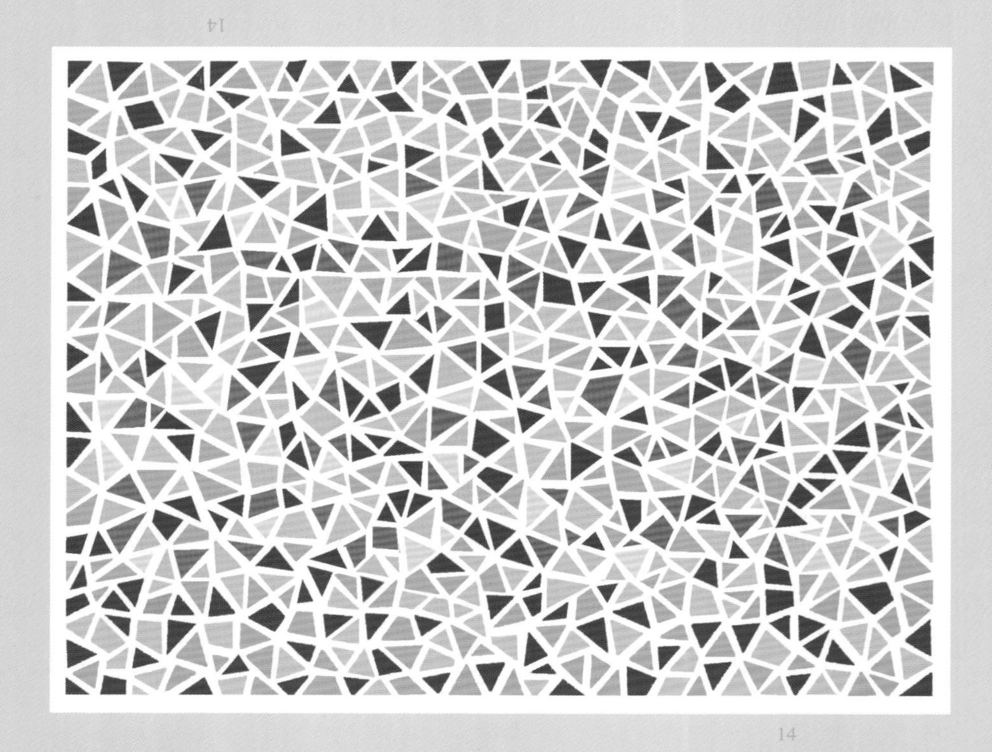

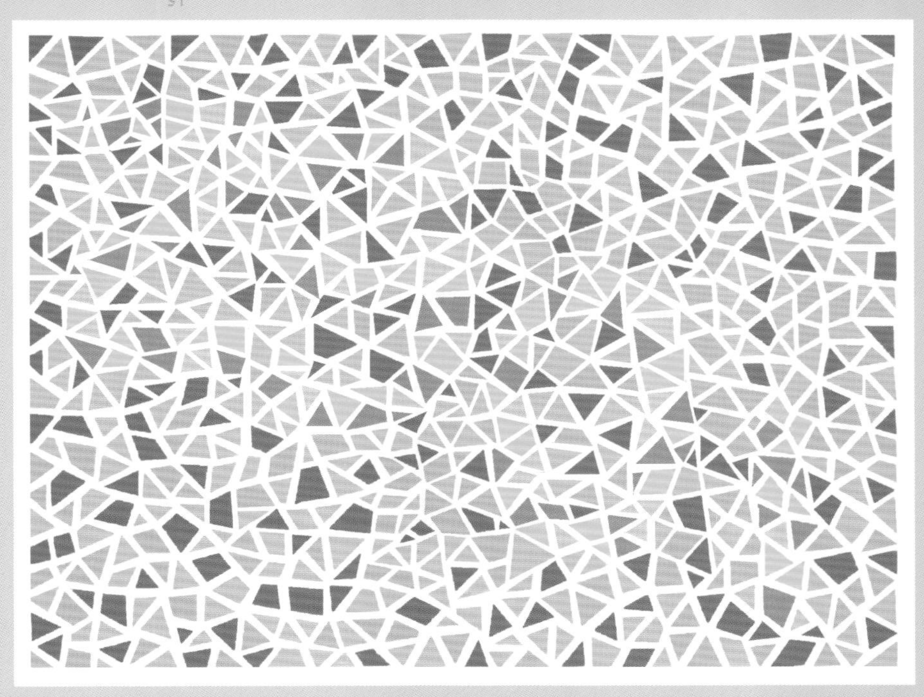

15

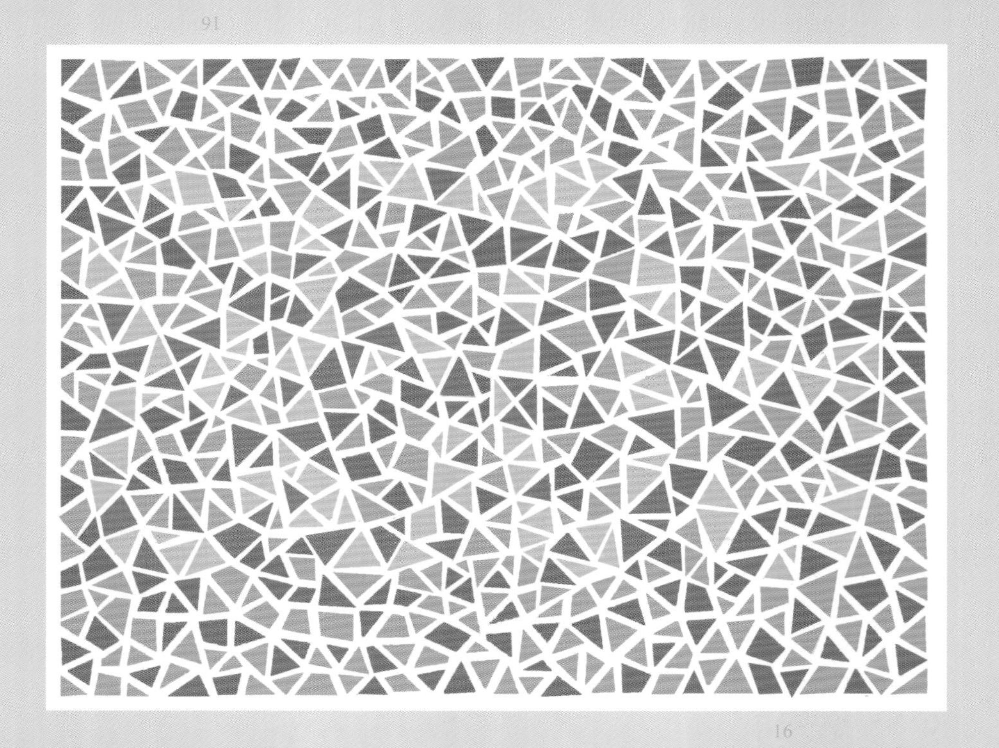

16

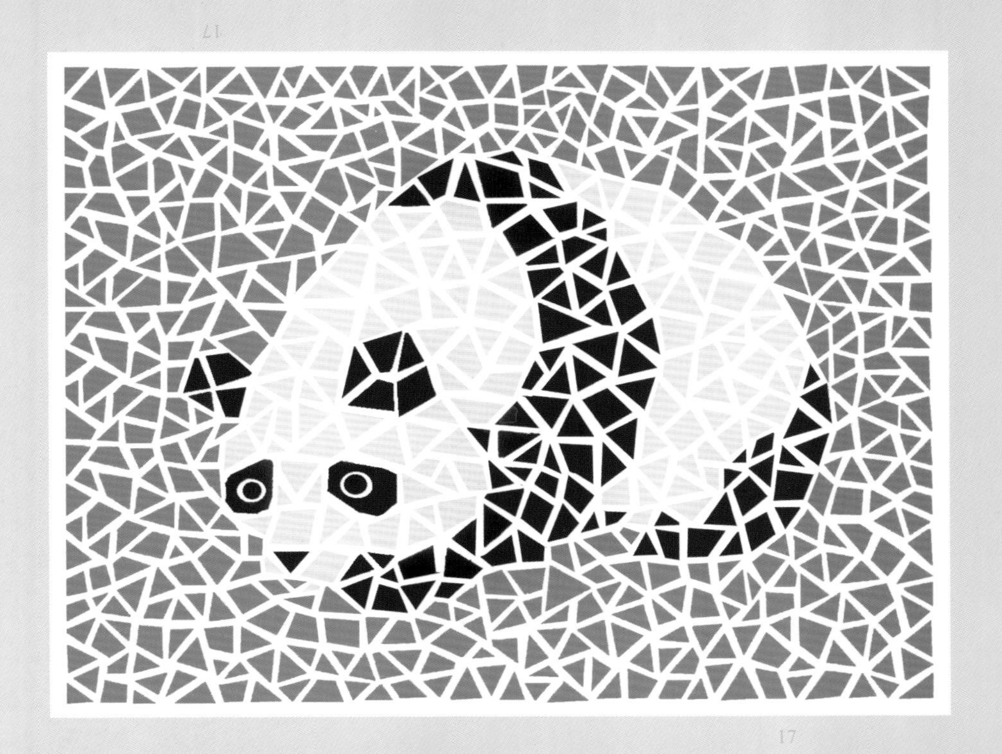

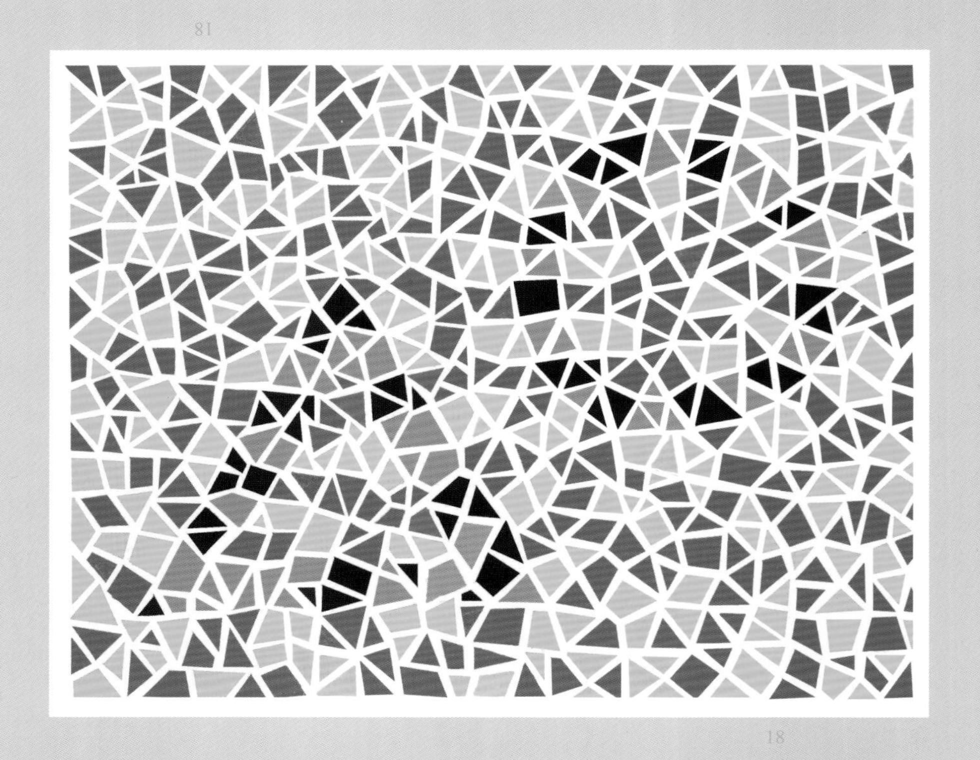

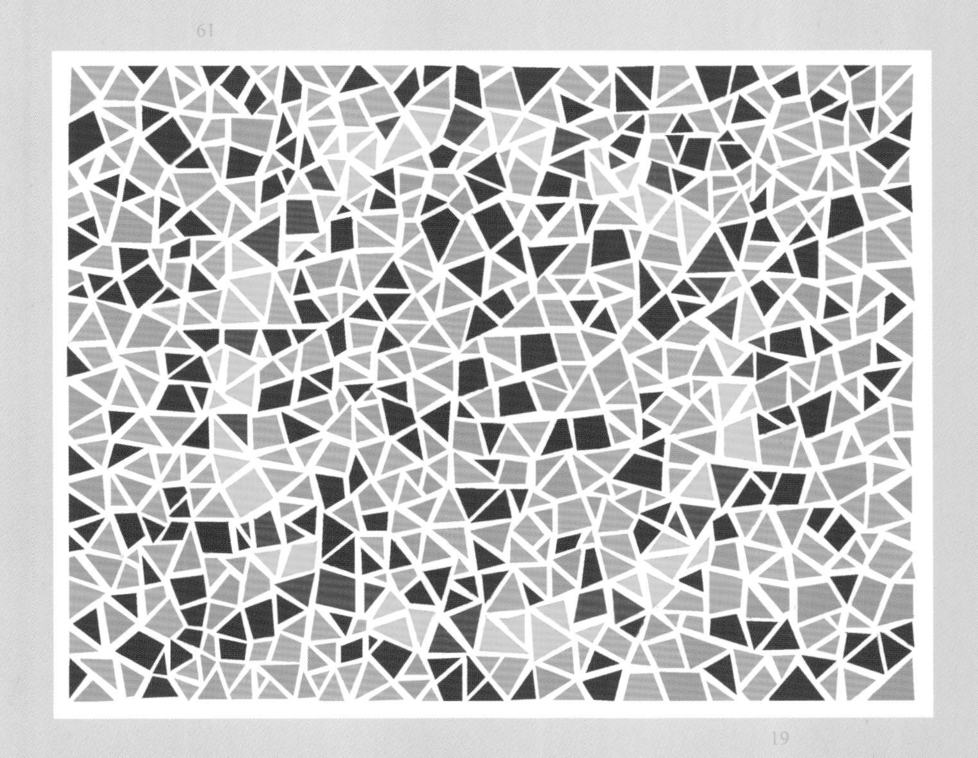

19

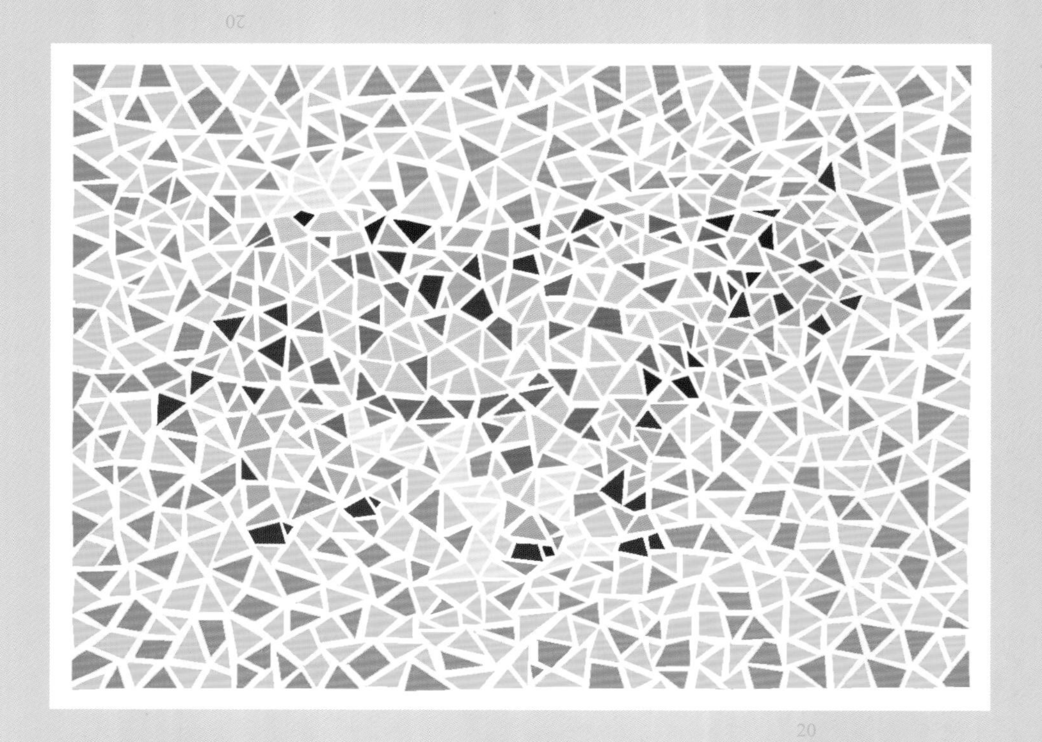

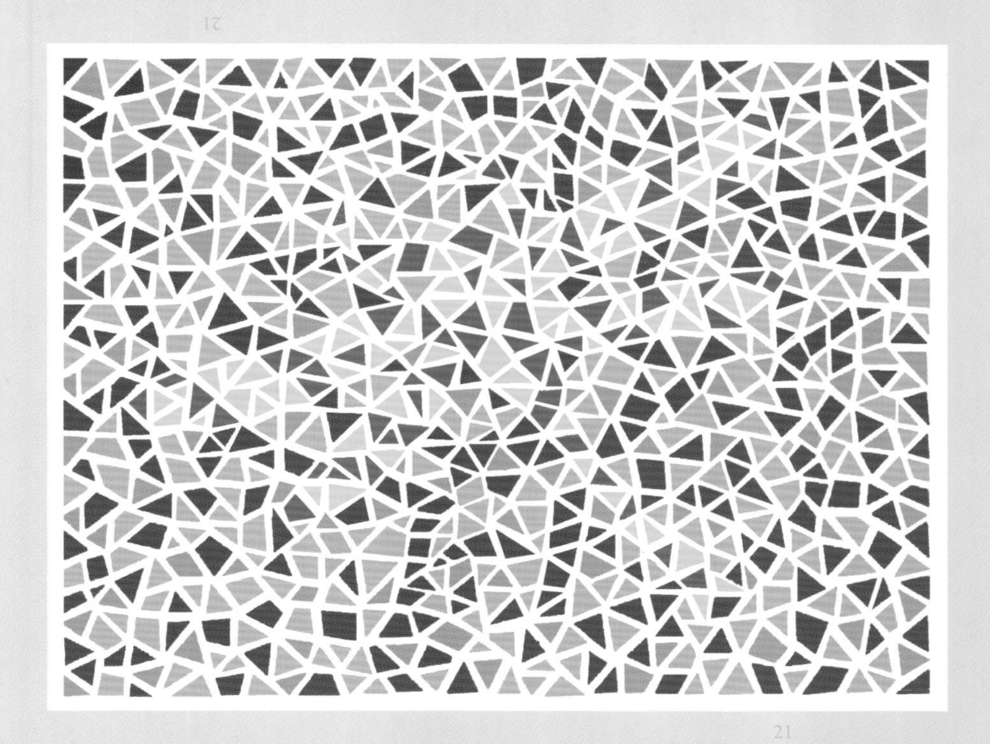

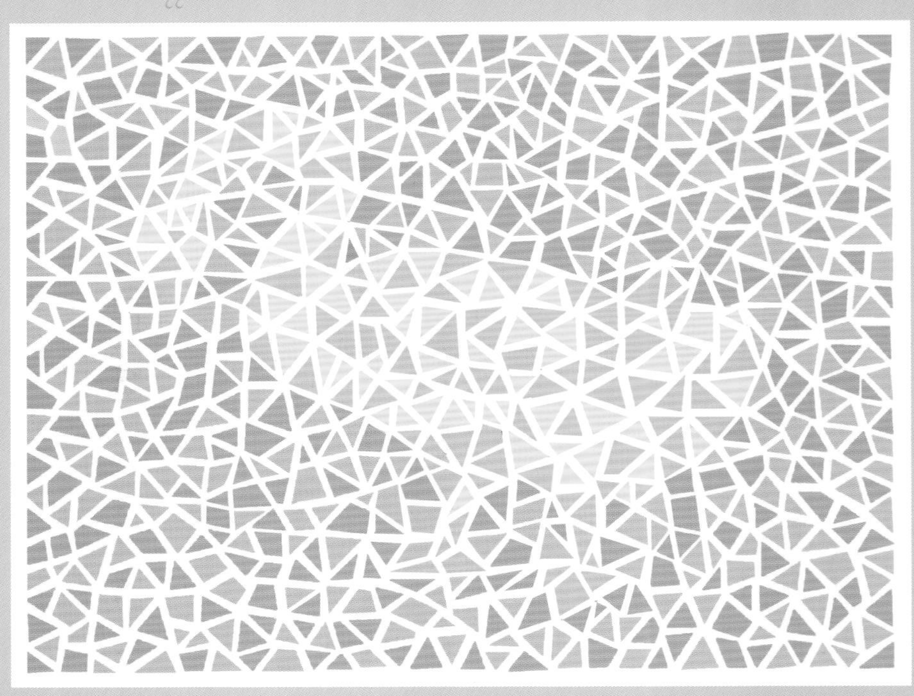

22

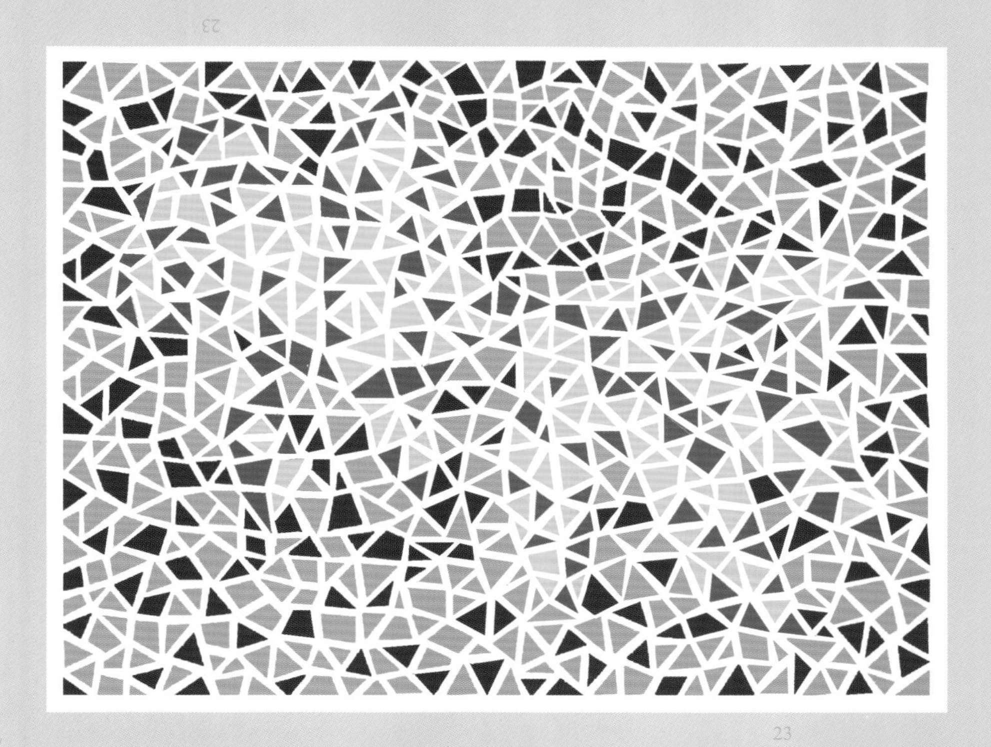

23

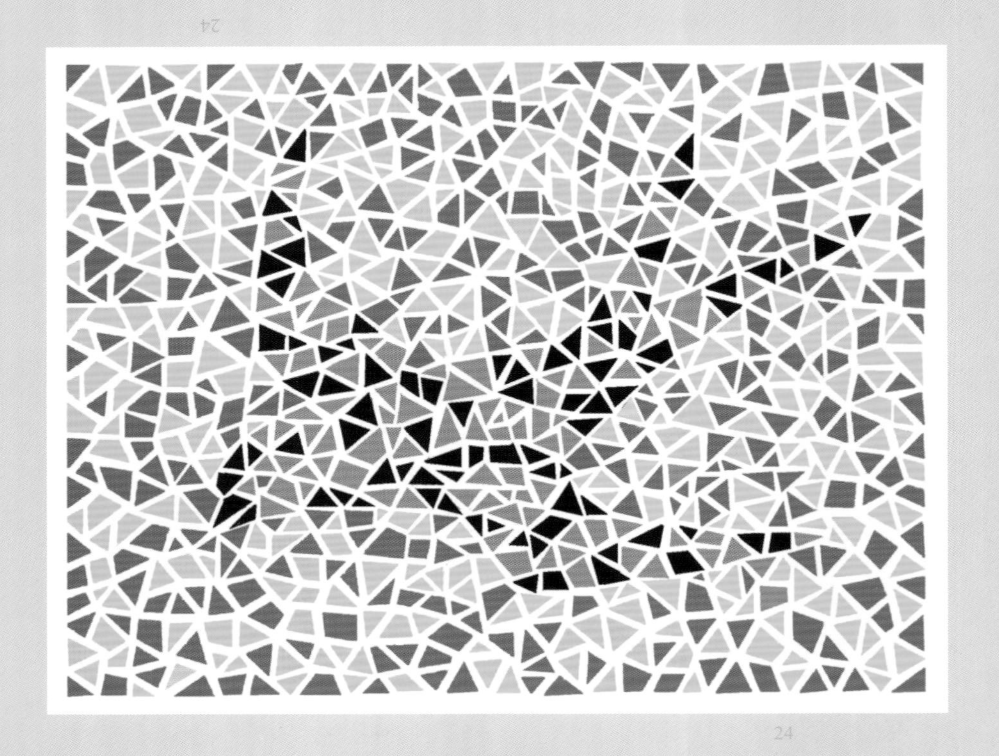

24

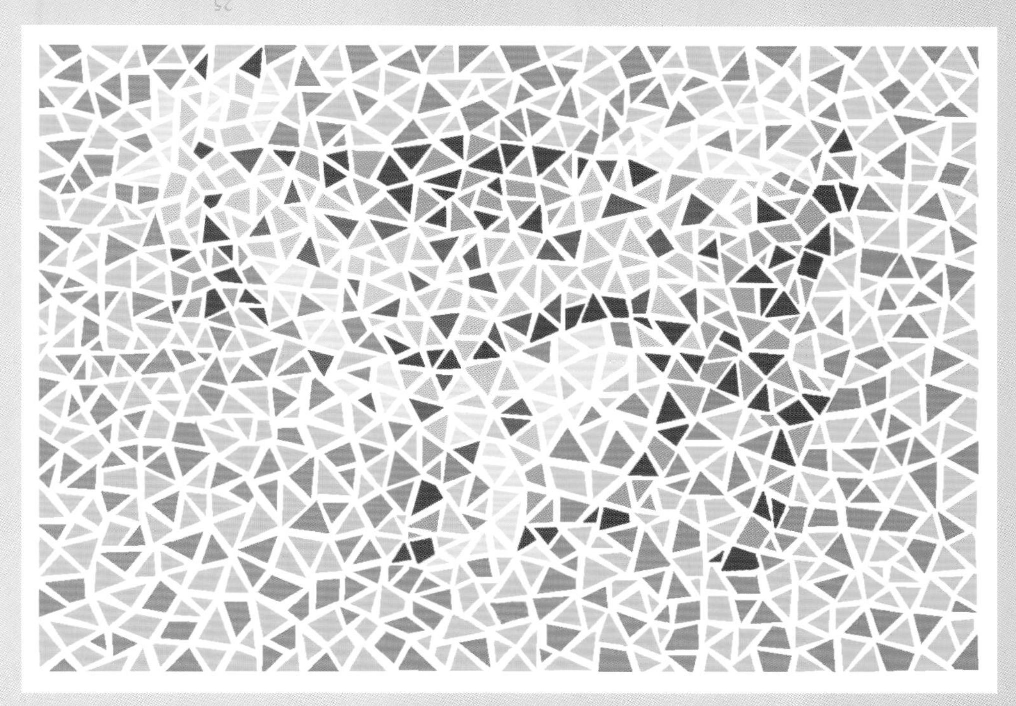

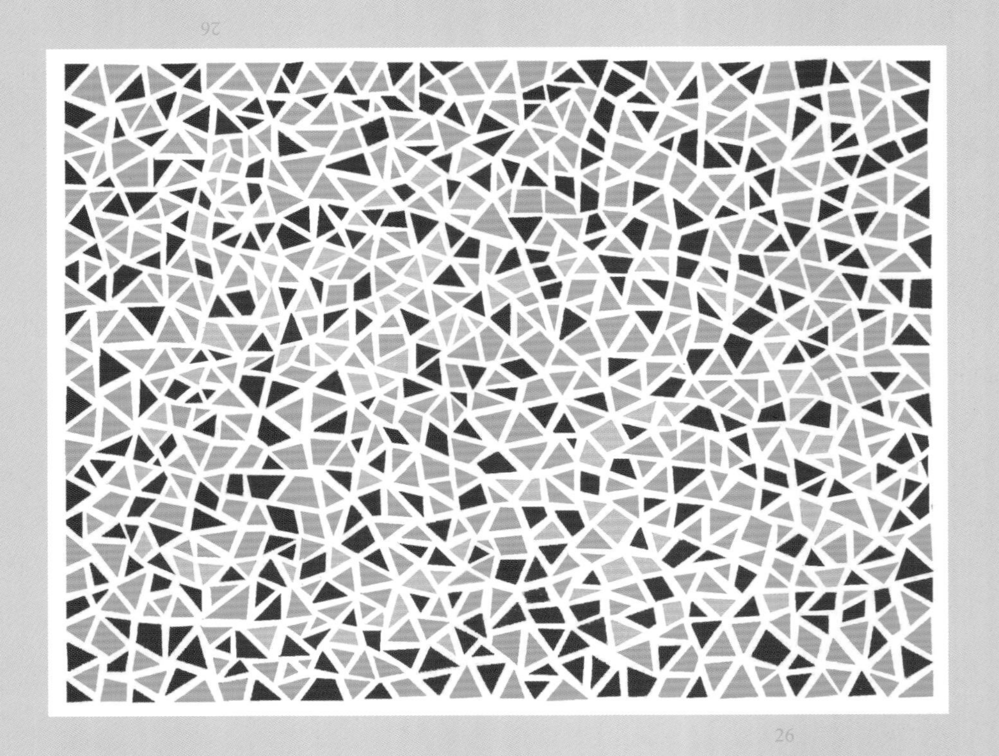

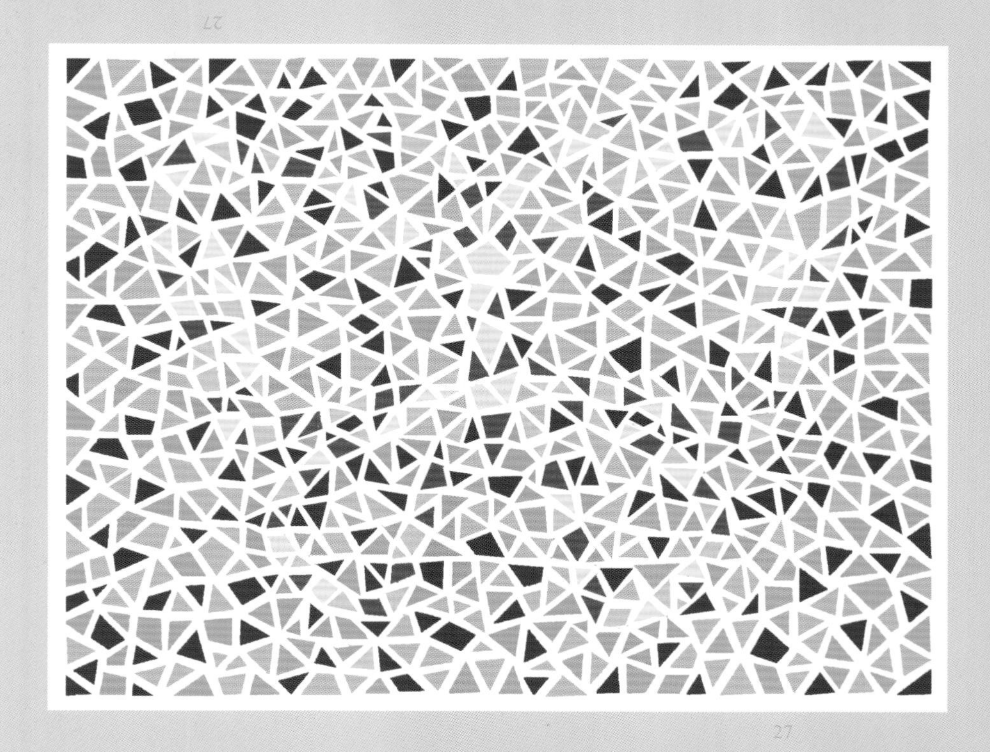

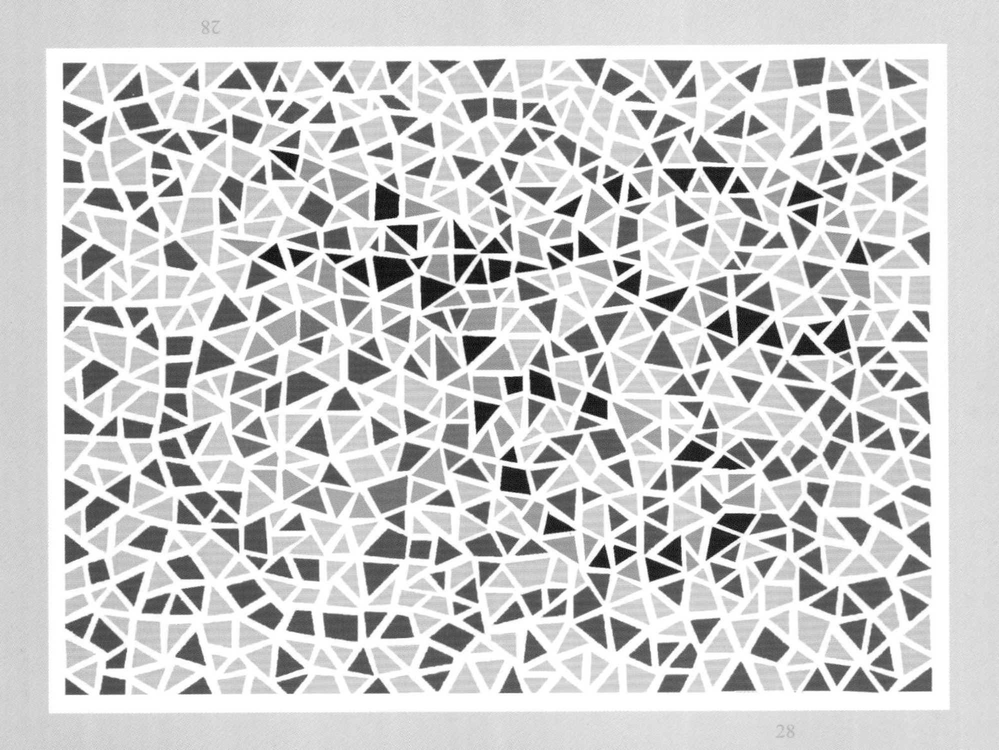

28

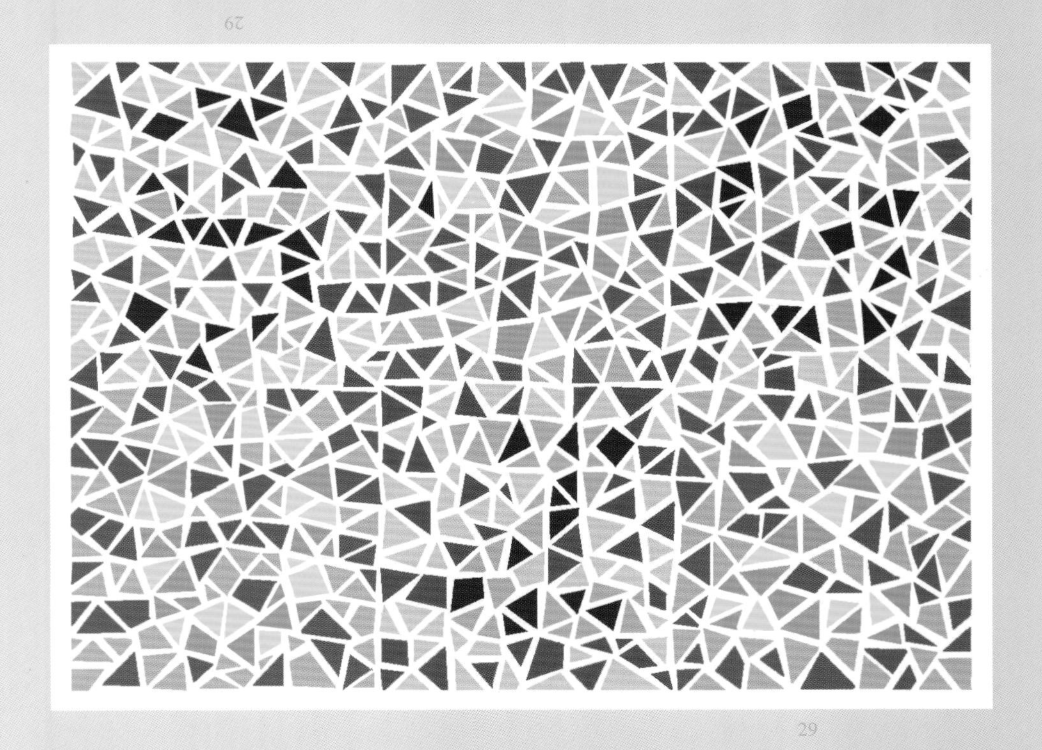

29

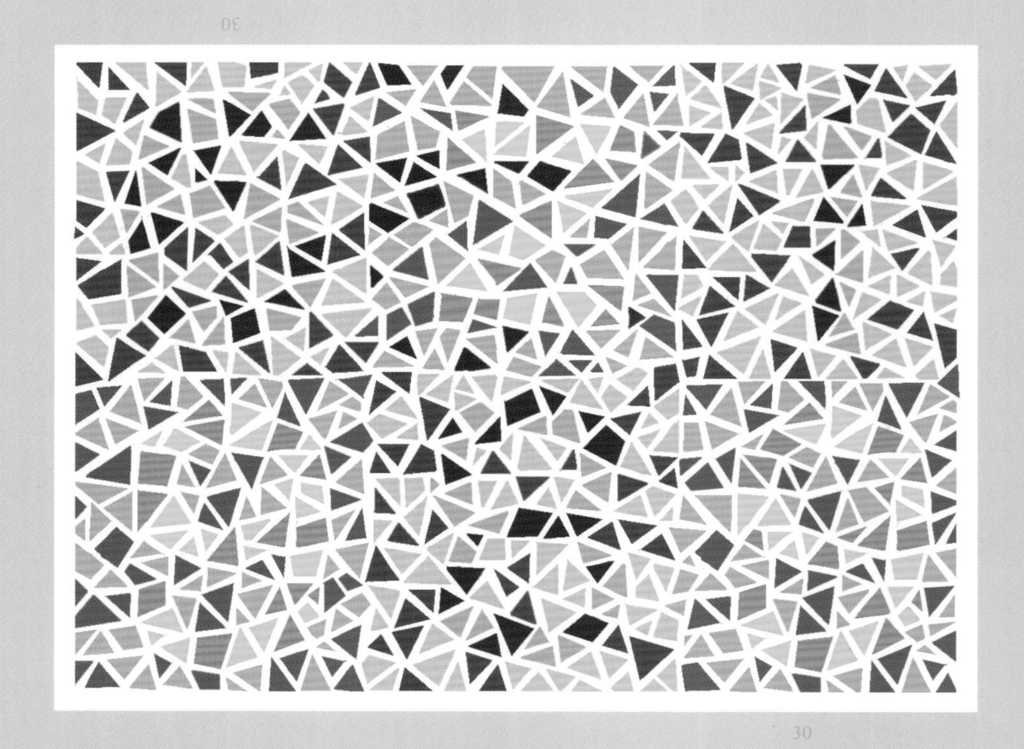

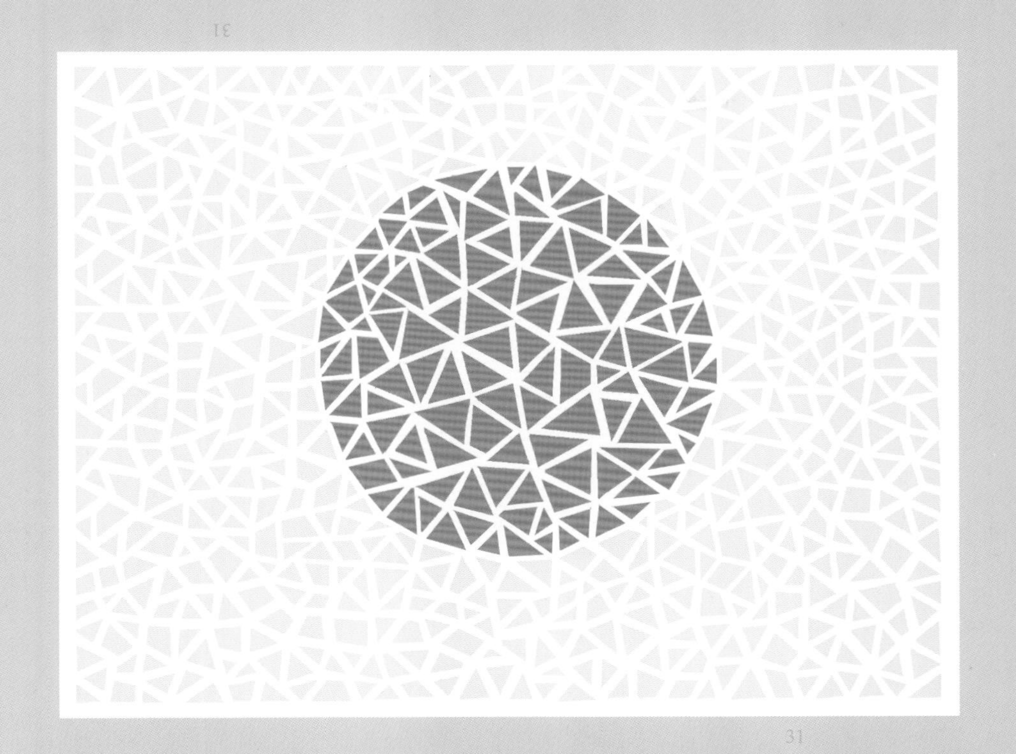

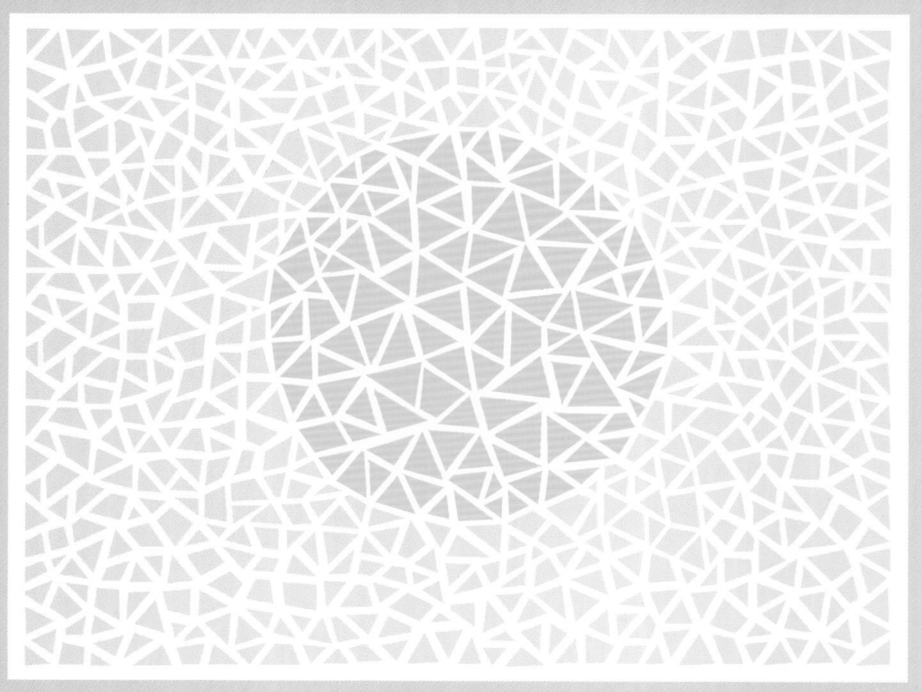

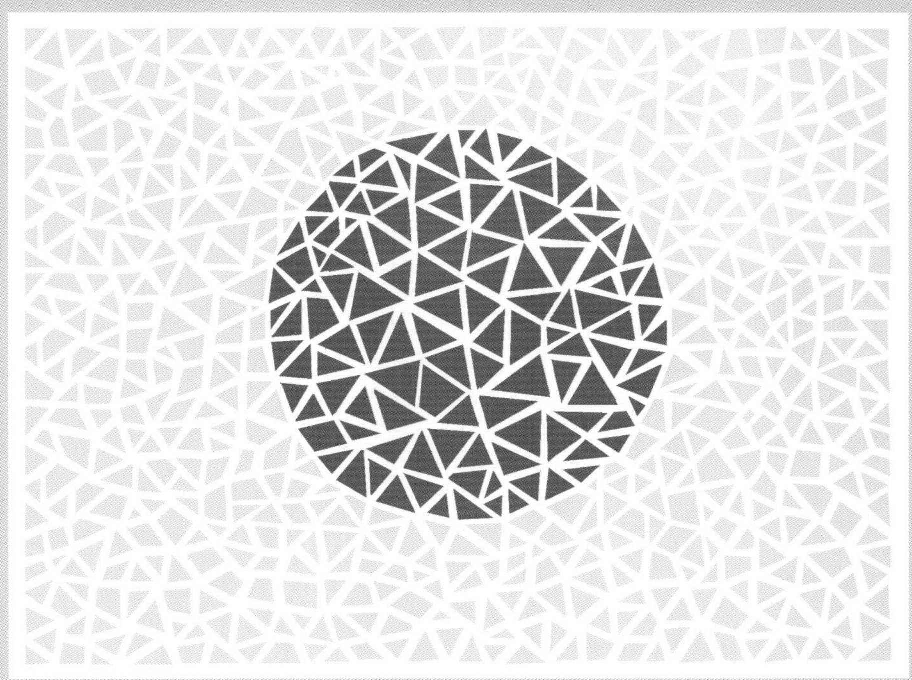

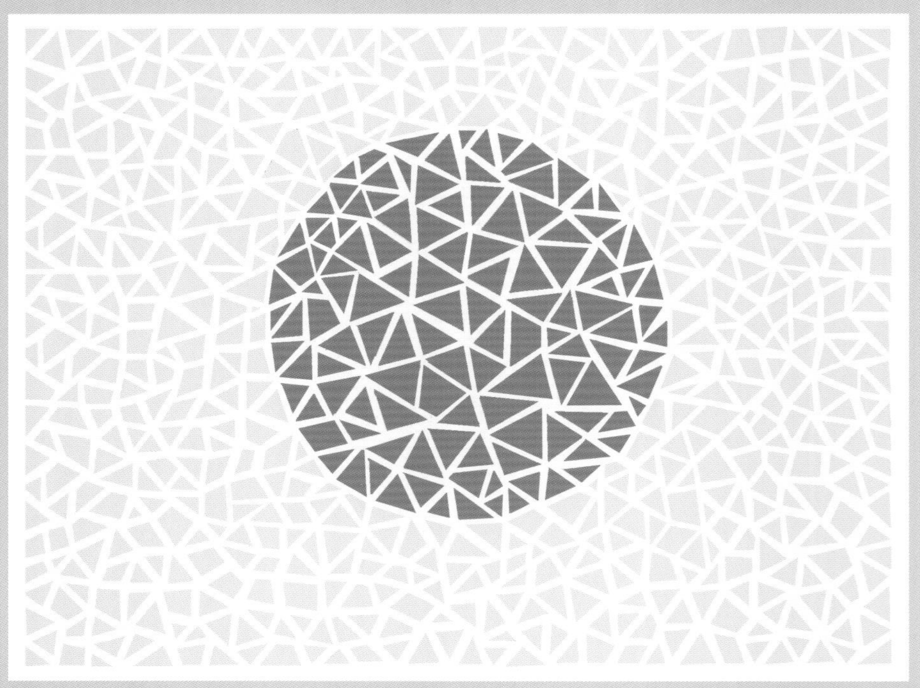

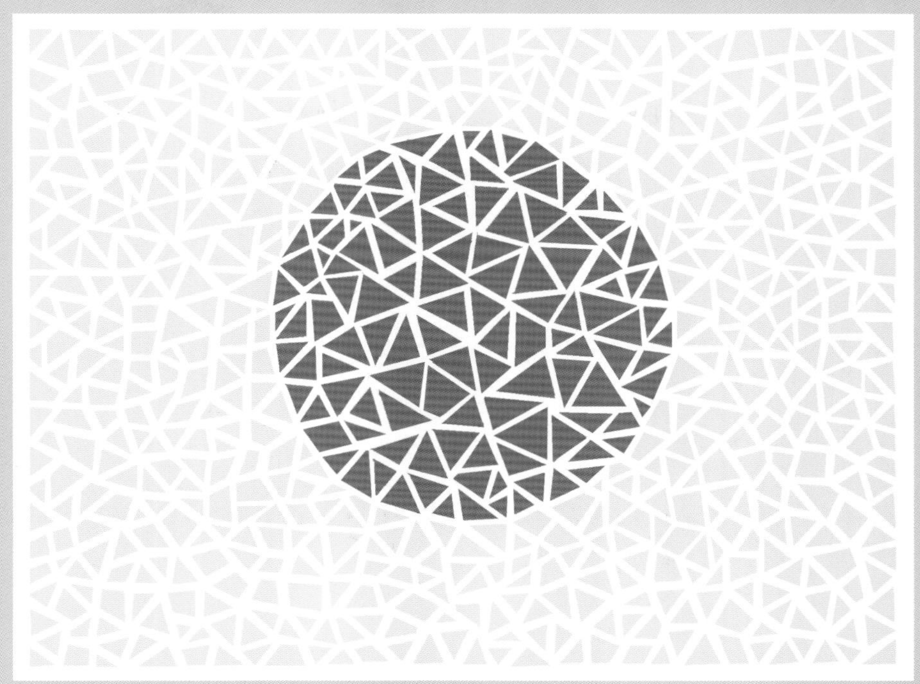

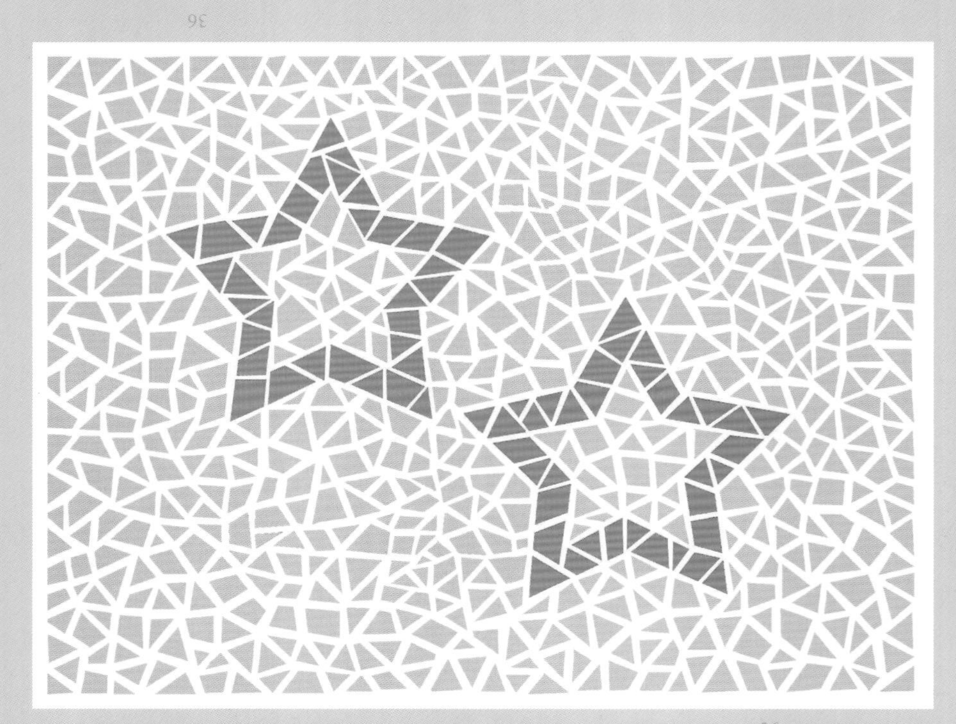

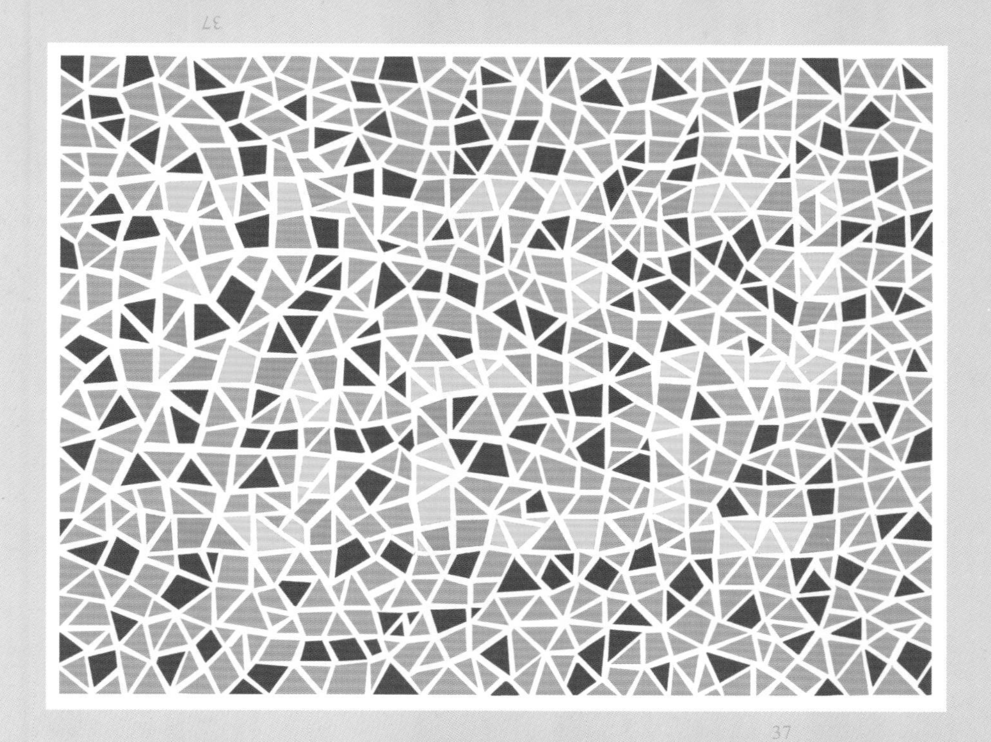

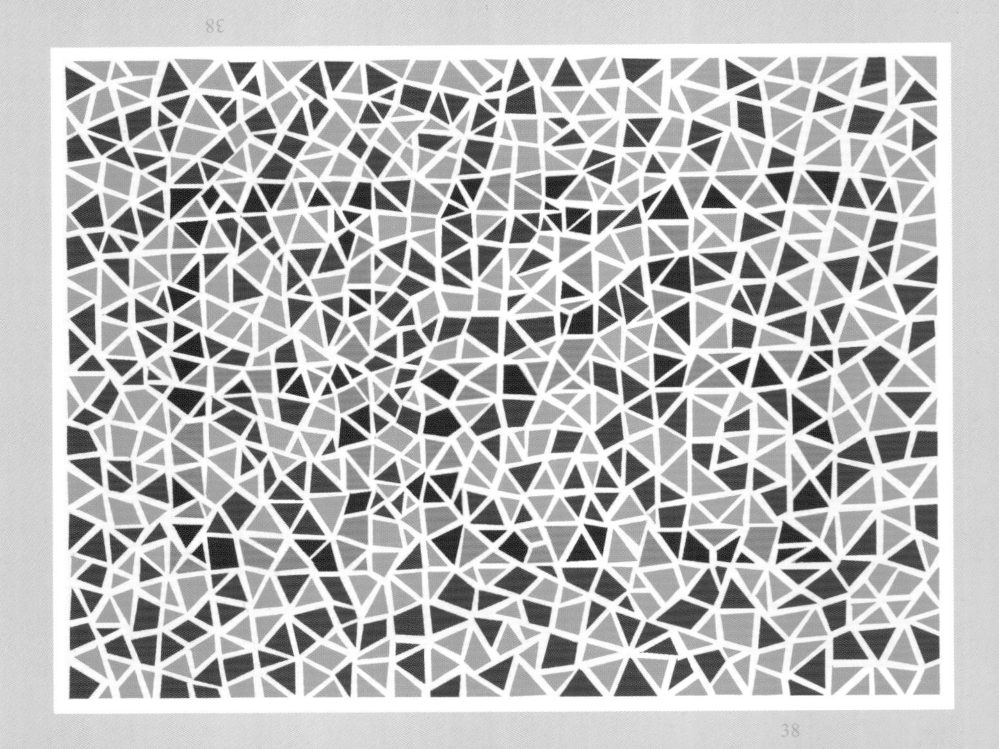

38

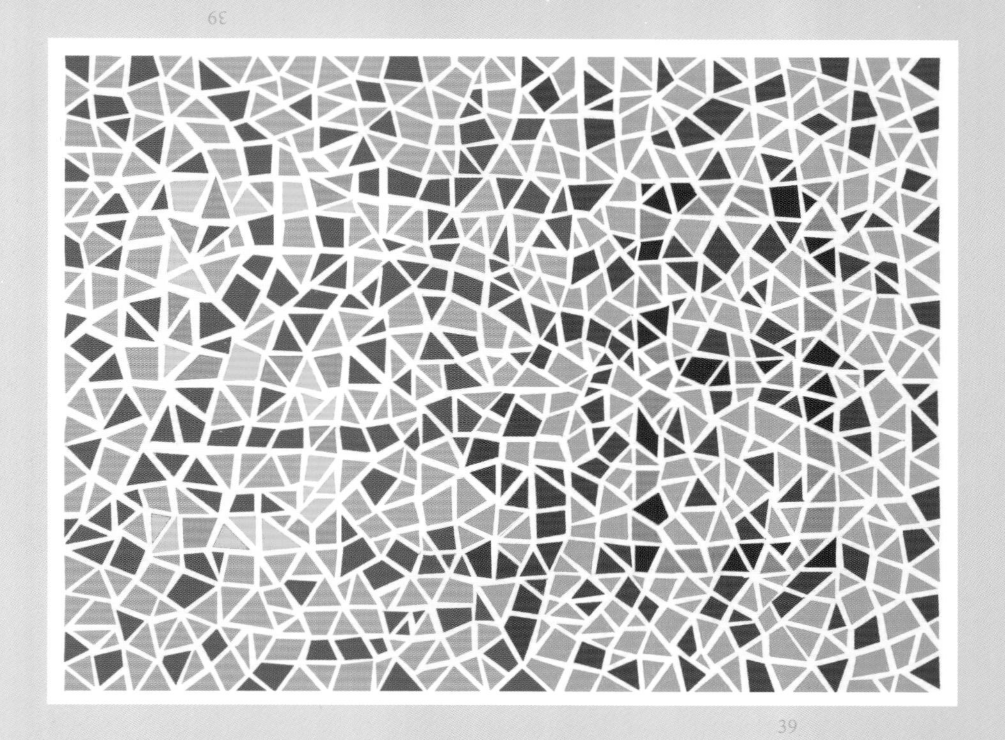

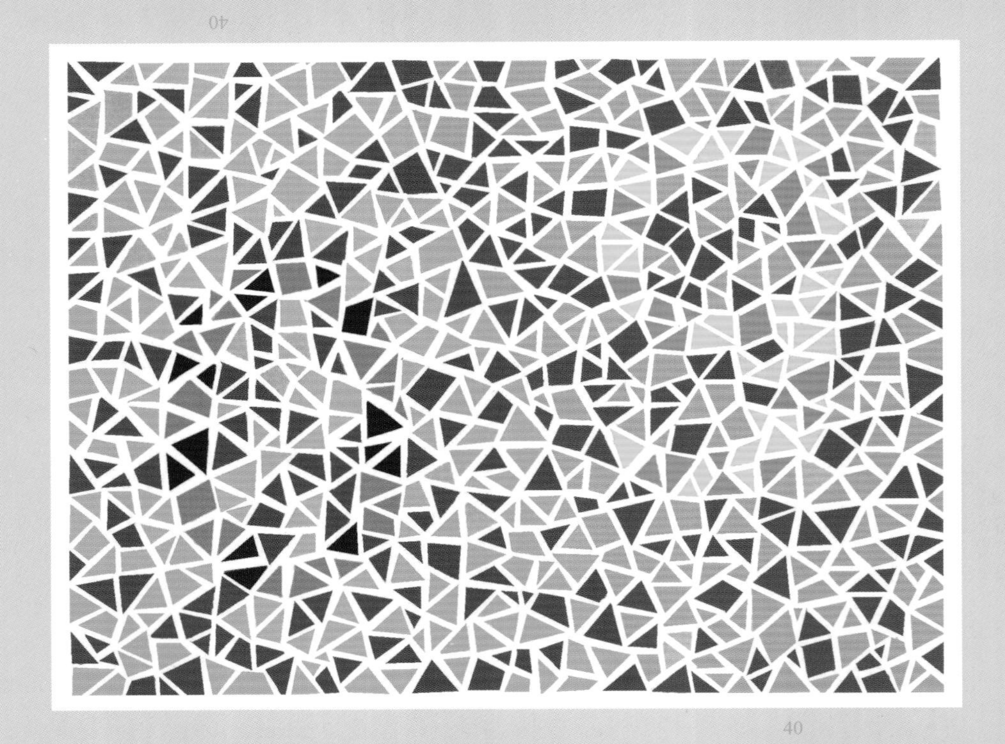

40

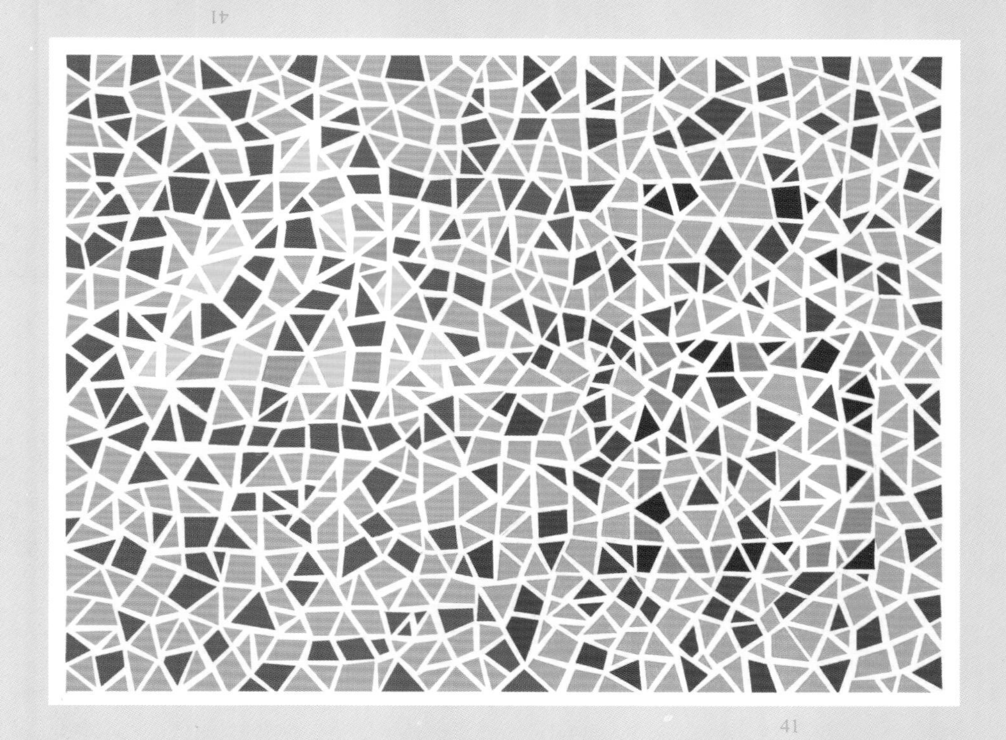

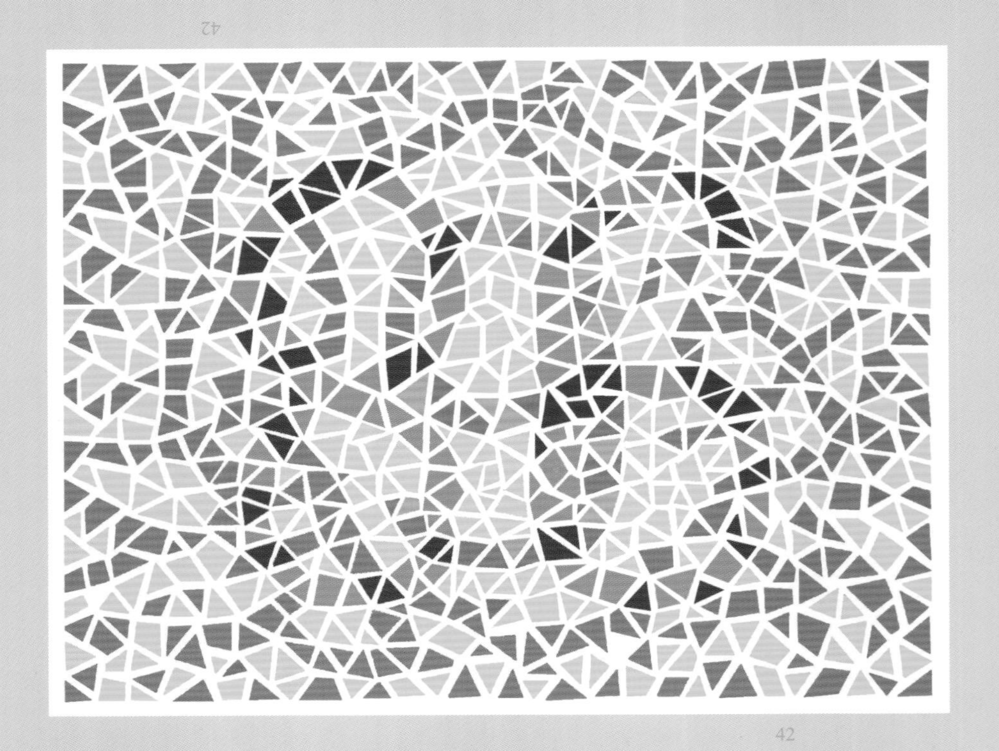

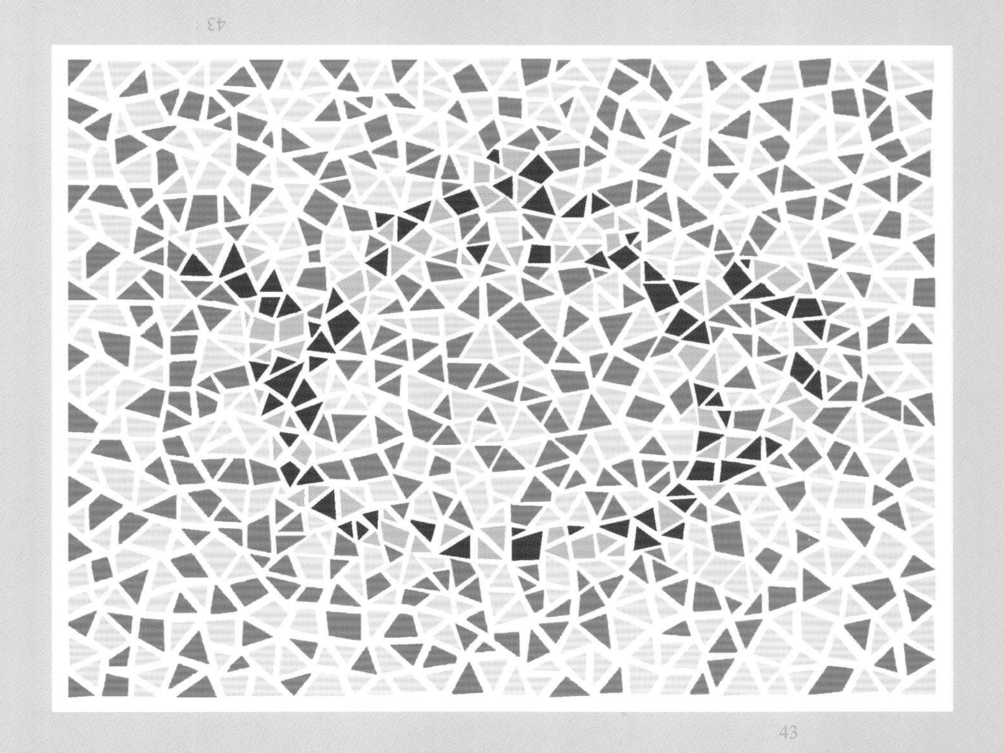

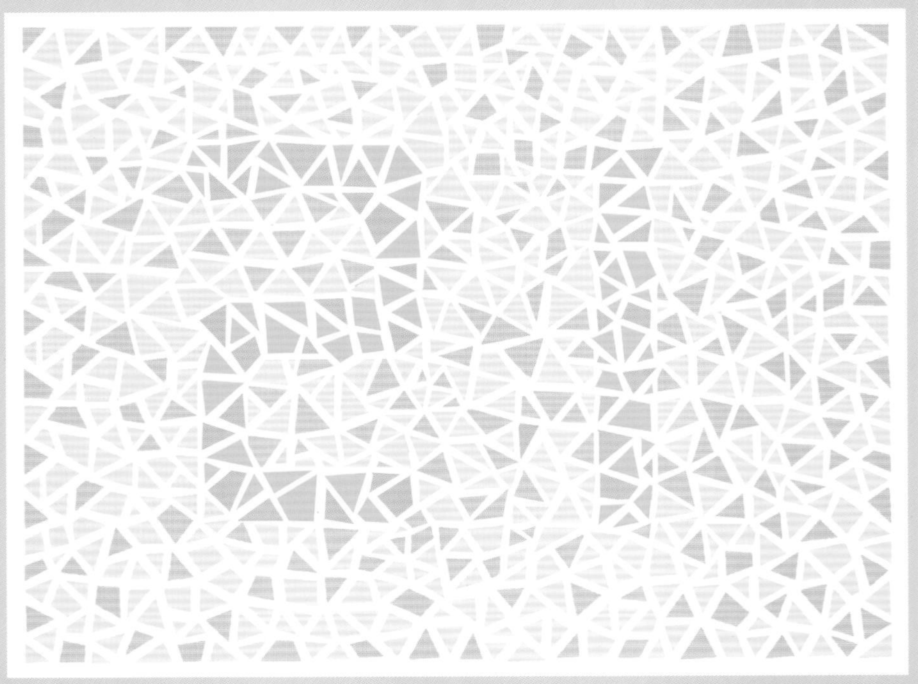

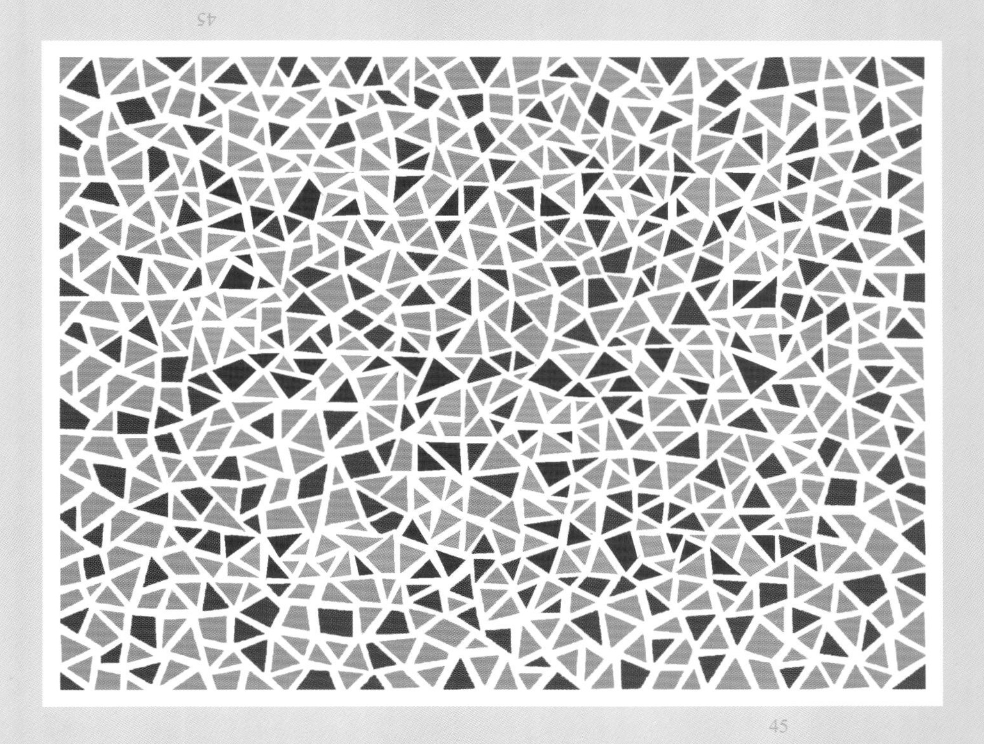

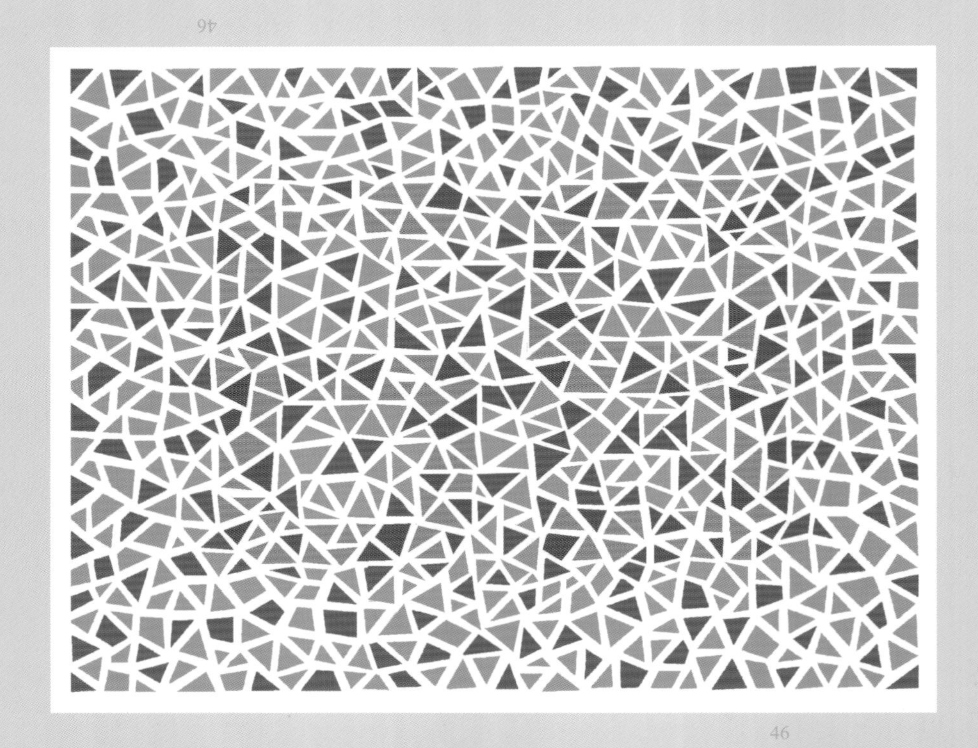

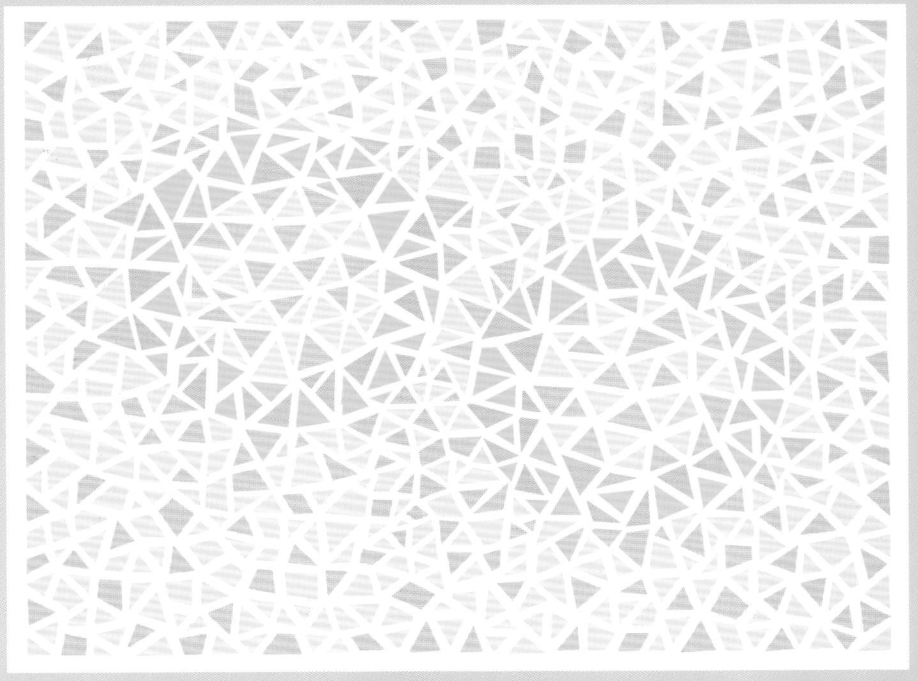

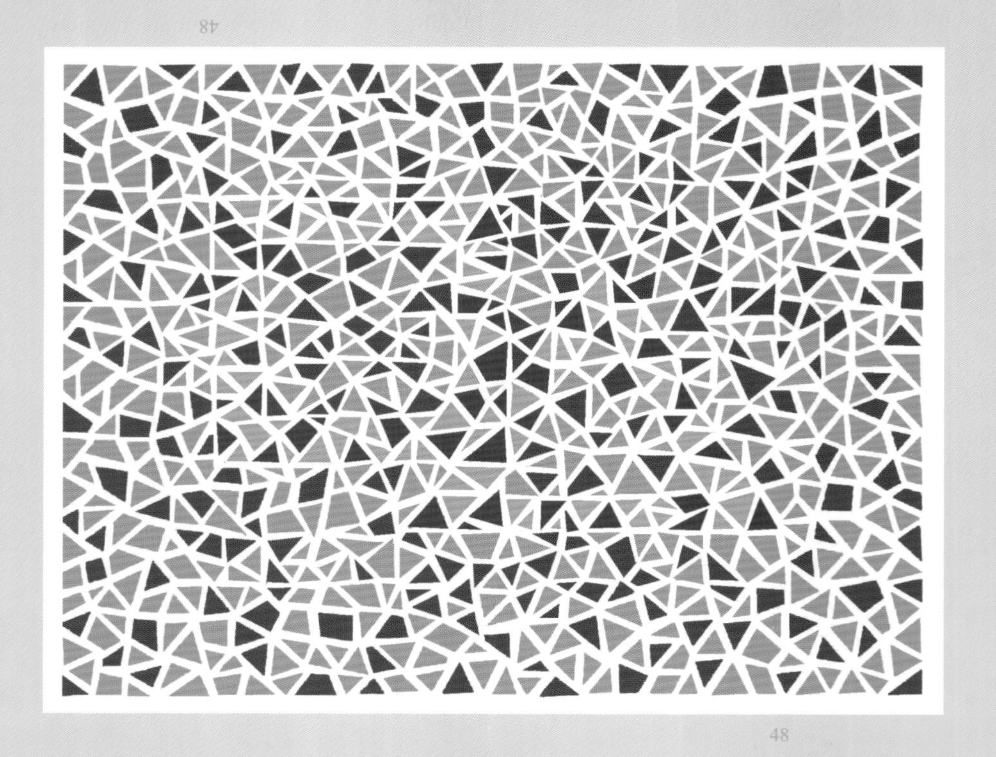

48

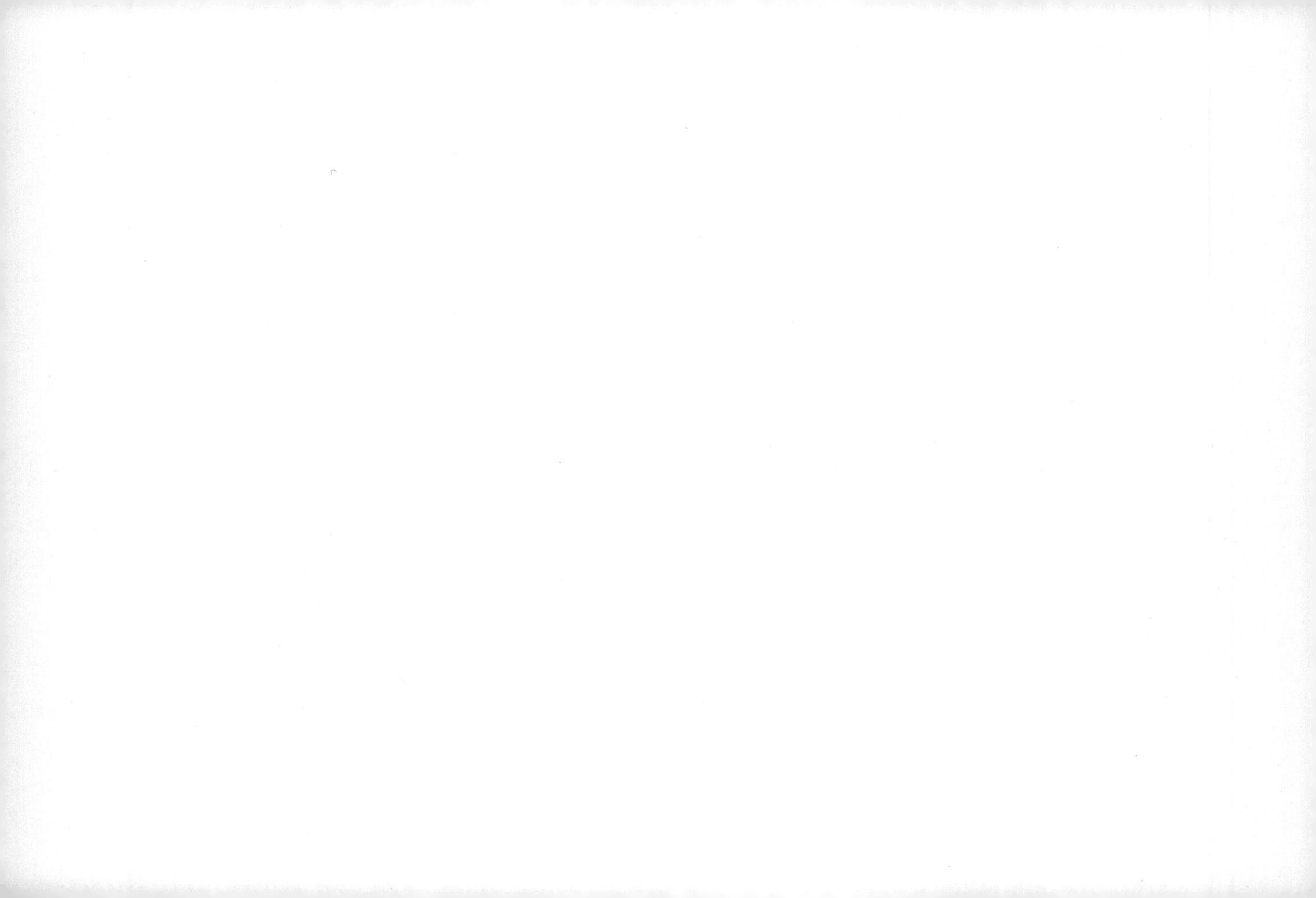